La méthode
BALLESTEROS

p a n G r e e n
9, rue du Colonel Pierre Avia 75015 Paris

Août 1994

Maquette: Jacques Delorenzi
Textes additionnels: André-Jean Lafaurie

Illustrations: Peter Davidson (ESK Studio, Angus, Ecosse)

ISBN: 2-910314-01-4

50 LEÇONS PARTICULIÈRES

Présentées par André-Jean Lafaurie

La méthode BALLESTEROS

Apprenez à jouer avec le plus grand golfeur du monde

panGreen

La méthode Ballesteros

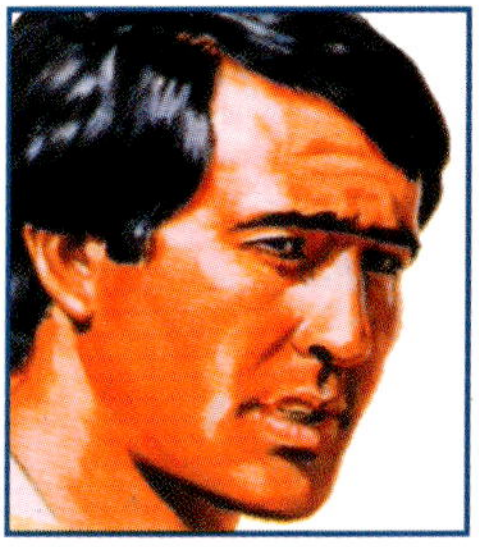

En imaginant ces leçons de golf, j'avais en tête une pensée permanente: m'adresser à tous les golfeurs. Certes, il ne m'est pas difficile d'avoir le langage approprié avec les bons joueurs ou les professionnels. Mais les débutants? Mais les jeunes? Après tant d'années de carrière, je me demandais si j'étais encore capable de trouver les mots et les images qui leur conviennent.

C'est pourquoi les premières leçons ont été publiées par extraits dans des magazines, afin que mon équipe et moi-même obtenions d'abord quelques commentaires en retour. Ils furent excellents, mais nous avons pu tout de même rectifier la méthode et l'améliorer.

Aujourd'hui vous avez entre les mains le premier livre réunissant ces leçons. Je vous garantis que c'est une méthode de jeu ***POUR TOUS****. Bien sûr je me suis inspiré de mon propre swing et de mes souvenirs de carrière. Mais chaque conseil est destiné aux joueurs amateurs, à vous tous et toutes.*

Avec cette Méthode, vous gagnerez rapidement des points sur votre carte de scores.

SEVERIANO BALLESTEROS

LES YEUX DE BALLESTEROS: ILS SAVENT

Pourquoi parle-t-on de "génie" en évoquant Severiano Ballesteros? Le mot est si souvent employé à tort et à travers... Il est maintes fois confondu comme une extension d'un talent exceptionnel, ce qui est déjà rare mais reste insuffisant.

Un génie, en sport ou en art -si l'on veut admettre une fois pour toutes qu'il s'agit de la même chose- est un être humain comme les autres mais qui n'exerce pas son art comme les autres l'avaient exercé **AVANT** lui. Quand un tel être humain effectue son passage dans la peinture par exemple la littérature ou la musique, après lui on ne peint plus comme avant lui, on n'écrit plus de même, on ne chante plus de la même façon. Severiano Ballesteros est un génie du golf parce que depuis lui on ne joue plus au golf exactement de la **MÊME** façon. Il a réinventé ce jeu, il l'a fait progresser. C'est un don qui est offert à quelques artistes seulement dans le siècle, et

dont il font à leur tour don au monde entier -et dans le cas du golf, l'expression est juste: voilà un sport que l'on pratique sur les cinq continents, et dont les passionnés doivent se compter aujourd'hui à plus de cent millions.
Ce qui est frappant chez Ballesteros, c'est son regard. Il est terrible. Ses yeux donnent l'impression de **SAVOIR**, et ils ont toujours donné cette impression, du moins aussi loin que les souvenirs de chacun puissent remonter. Il avait déjà ce regard lorsqu'on me le désignait, la première fois.

C'était un jeune adolescent sérieux, lors du pro-am d'inauguration de La Manga en Espagne, en 1972. Severiano n'avait alors que 14 ans. Il n'était pas encore professionnel, il apprenait le golf, il découvrait son génie. Il avait fait le voyage de Santander vers Alméria avec ses frères, dont certains disputaient le tournoi comme joueurs professionnels. Lui? Il cherchait une place de caddy -il la trouva d'ailleurs... en portant le sac du propre fils de Charlot, Sydney Chaplin! Par générations interposées, les génies de **GENRES** différents s'adressaient déjà un clin d'oeil. Le motif de la venue du très jeune Severiano à ce tournoi était la présence, comme hôte, du créateur de l'épreuve et du parcours, l'immense champion sud-africain Gary Player, le meilleur joueur du monde à cette époque. Il était l'idole de Severiano. L'Espagnol serait venu à pied, à genoux, pour le voir. Il le vit, il l'admira, il en revint ébloui bien entendu, mais il déclara tout de même au retour, aux dires de ses frères, qu'il jouerait un jour encore mieux que lui. C'est cette certitude intérieure, qui est exactement **L'INVERSE** de la vanité et de la fanfaronnade, qui constitue l'un des signes du génie. On le disait plus haut: les yeux de Ballesteros savent ce qu'il y a en lui, et ils l'ont toujours su. Mais sa recherche de la perfection colore aussi ce regard avec de la tension et de l'intransigeance.

C'est pourquoi d'ailleurs la "Méthode Ballesteros" qui est publiée aujourd'hui fut attendue si longtemps. Des extraits parurent ici et là, comme des ballons d'essai qui devaient d'abord **PROUVER** au Maître espagnol qu'il atteignait son but: aider tous les golfeurs, de tous les niveaux, donc les jeunes et les débutants aussi, ce qui est très difficile lorsqu'on vit dans un monde de golf totalement inaccessible au commun des joueurs. Le temps nécessaire fut pris, mais le résultat est là.

Dès les première lignes, on a la certitude de la clarté, même de la luminosité des conseils de Ballesteros. Il est émouvant de lire que tel coup, telle situation, ont été vécus par le plus grand joueur du monde et que voici la façon dont il a joué, puis de comprendre aussitôt qu'on peut y parvenir **SOI-MÊME**. Faites l'expérience. Ah! si Picasso avait pu apprendre ainsi la peinture à ceux qui barbouillent le dimanche au bord de l'eau... Si Mozart avait pu enseigner de la sorte la fugue et le contrepoint à ceux qui s'escriment sur un clavier ou avec un archet... Ballesteros le fait, ici, dans ces pages, pour le golf.

On disait que la caractéristique de tels êtres est qu'après **EUX**, on ne joue plus tout à fait de la même façon. La puissance de Ballesteros, son toucher inouï, les chemins qu'il trouve en imprimant à ses balles des effets et des trajectoires dont on estimait jusqu'alors qu'elles n'étaient pas réalisables, en sont la preuve. Un seul exemple: le trou n°10 du Belfry en Angleterre, où se déroule la Ryder Cup. Ballesteros fut le premier à discerner un angle d'attaque de ce court par 4 en dog-leg léger, protégé par des arbres, vers un green peu profond et en biais. Il fut le premier à fignoler un coup, mi-slice mi-fade, et très haut, comme en cloche -mais sur plus de deux cents mètres!- qui permettait de driver directement le green. Depuis lors, une plaque signale cette "invention", et aujourd'hui tous les champions tentent ce coup -ou hésitent...

Mais au niveau bien modeste du pratiquant de base, à qui de tels exploits sont impossibles, la Méthode Ballesteros prouve **ÉGALEMENT** le même génie. En effet, après l'avoir lue et bien assimilée, on ne joue plus tout à fait au golf de la même façon: on joue soi-même mieux, beaucoup mieux. Vous verrez.

ANDRÉ-JEAN LAFAURIE

La méthode Ballesteros

1

Avant de COMMENCER

POUR PRENDRE POSITION

Un travail de dos et de ceinture

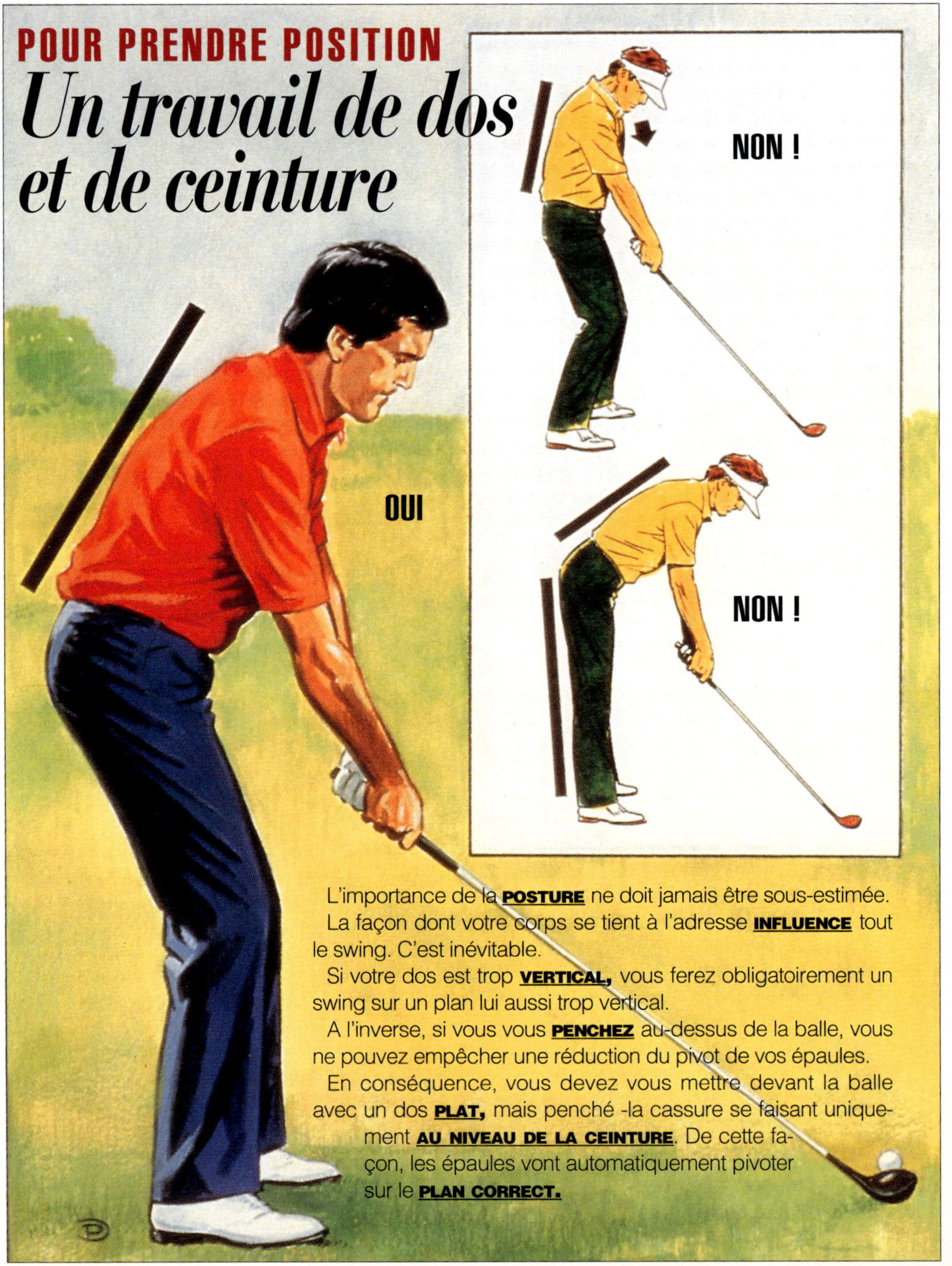

L'importance de la **POSTURE** ne doit jamais être sous-estimée.

La façon dont votre corps se tient à l'adresse **INFLUENCE** tout le swing. C'est inévitable.

Si votre dos est trop **VERTICAL,** vous ferez obligatoirement un swing sur un plan lui aussi trop vertical.

A l'inverse, si vous vous **PENCHEZ** au-dessus de la balle, vous ne pouvez empêcher une réduction du pivot de vos épaules.

En conséquence, vous devez vous mettre devant la balle avec un dos **PLAT,** mais penché -la cassure se faisant uniquement **AU NIVEAU DE LA CEINTURE**. De cette façon, les épaules vont automatiquement pivoter sur le **PLAN CORRECT.**

JAMAIS IMMOBILE

Bougez déjà avant d'attaquer

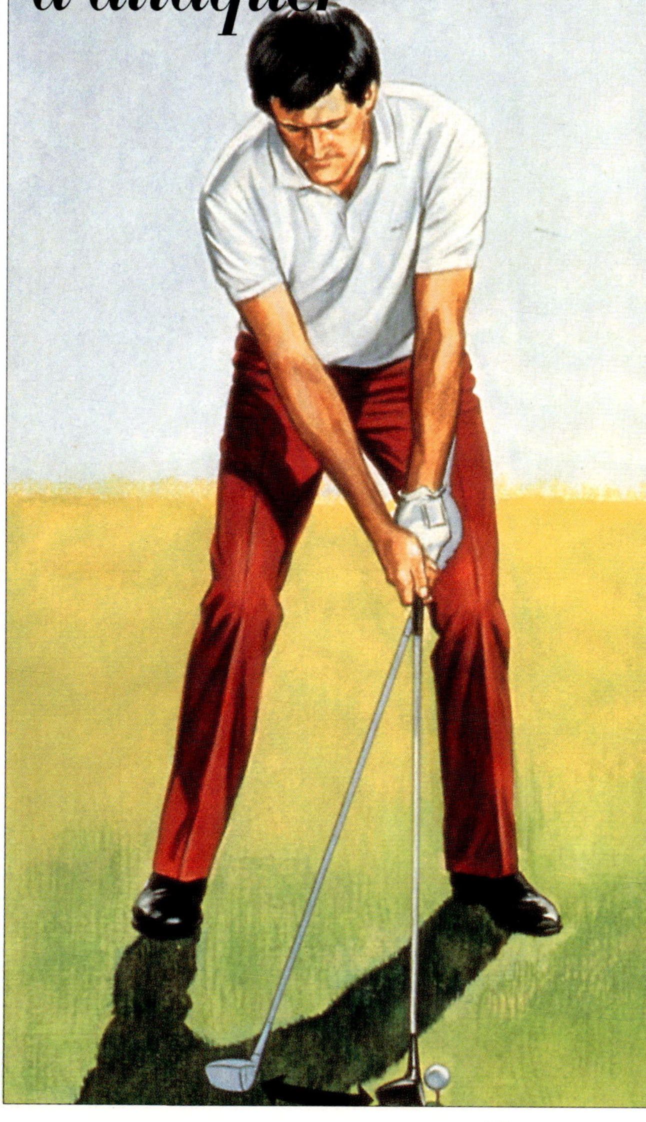

Ne débutez **JAMAIS** votre montée à partir d'une position rigide. Il faut être en mouvement, il faut être souple et dynamique.

Rien de mieux que de procéder à quelques **WAGGLES** (c'est-à-dire quelques amorces de swing) avant chaque coup.

Figurez-vous que j'ai vu de mes yeux des joueurs rester plus de **QUINZE** secondes rigides et bloqués à l'adresse avant de commencer soudain leur montée. Franchement,vous ne pouvez pas jouer correctement de cette façon. Mais vous-même, combien de temps restez-vous immobile avant de débuter le swing? **CALCULEZ,** juste pour savoir...

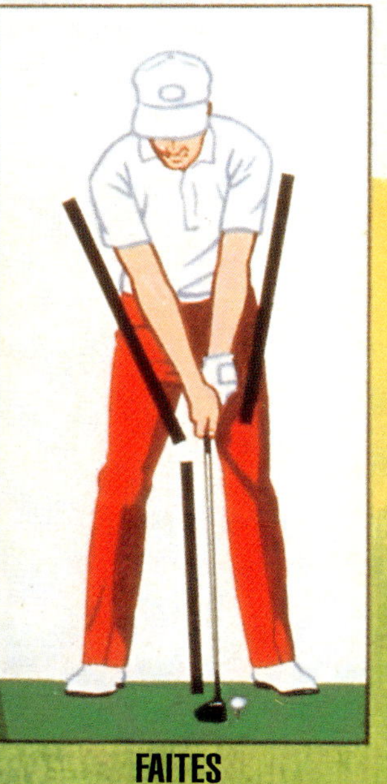

FAITES QUELQUES WAGGLES

PAS DE FAUSSES IDÉES

Mais oui, la main droite déclenche tout

Je débute toujours mon swing avec ma main le plus **PUISSANTE:** la droite. Cela me permet de contrôler le rythme du début du mouvement, ces premiers centimètres que l'on nomme le "takeaway".

Juste avant de me mettre en mouvement, je me dis souvent: **"LA MAIN DROITE TIRE"**. C'est une sorte de déclic pour moi. Ensuite, tout le reste du mouvement est une question de sensations et de **MÉMOIRE MUSCULAIRE**.

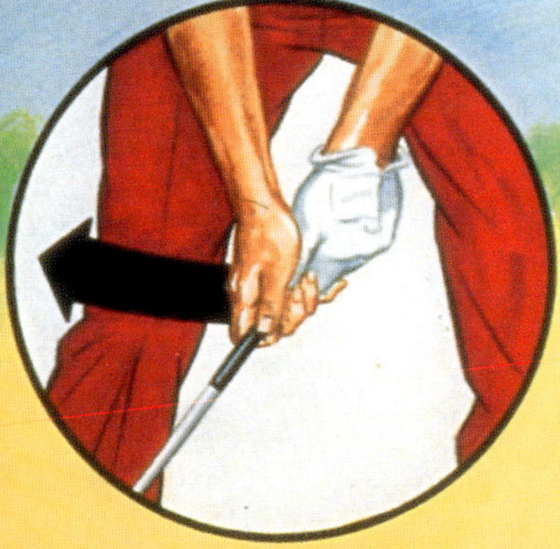

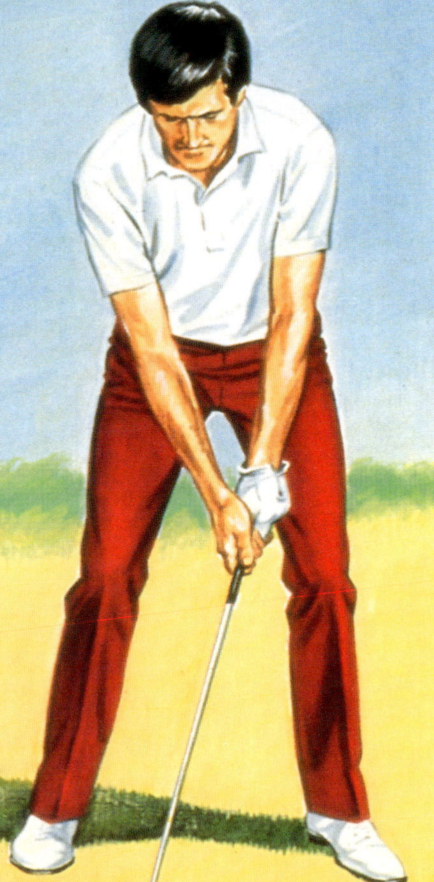

Permettre à ma main droite de jouer un rôle prépondérant dans le début du swing est à la fois **NATUREL** et **LOGIQUE.**

Après tout, je suis droitier et j'ai toujours été plus dépendant, comme vous, de ma main droite que de ma main gauche dans les activités quotidiennes. Pourquoi pas au golf?

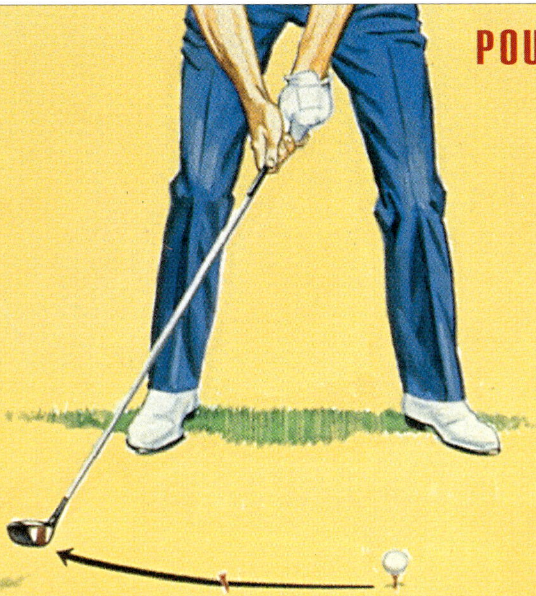

POUR RESTER EN LIGNE

Balayez un tee sur le chemin

Si vous avez pris la mauvaise habitude **D'ARRACHER** en quelque sorte la tête du club au début du mouvement, et de la faire passer à l'intérieur de la ligne normale de plan -ou encore de la **POUSSER TROP BRUSQUEMENT** vers l'arrière, ou pire: mélanger les deux fautes!- suivez ce petit conseil:

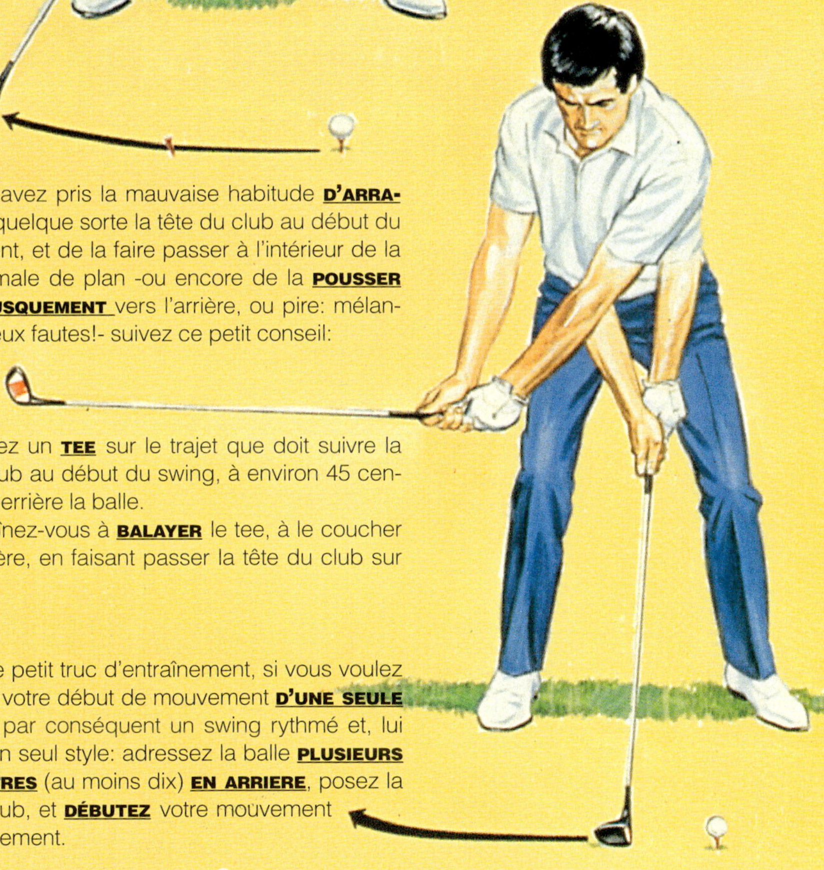

1- Plantez un **TEE** sur le trajet que doit suivre la tête du club au début du swing, à environ 45 centimètres derrière la balle.
2- Entraînez-vous à **BALAYER** le tee, à le coucher vers l'arrière, en faisant passer la tête du club sur ce trajet.

Un autre petit truc d'entraînement, si vous voulez améliorer votre début de mouvement **D'UNE SEULE PIECE** -et par conséquent un swing rythmé et, lui aussi, d'un seul style: adressez la balle **PLUSIEURS CENTIMETRES** (au moins dix) **EN ARRIERE**, posez la tête du club, et **DÉBUTEZ** votre mouvement de là seulement.

C'est une erreur grave -mais fréquente- de vouloir se placer à l'adresse dans la position que l'on **IMAGINE** avoir à l'impact.

La position d'adresse est **PASSIVE,** elle est très différente de celle de l'impact, qui est **ACTIVE.**

Donc souvenez-vous comme par réflexe d'avoir une position à l'adresse qui soit **CONFORTABLE,** alors qu'on a tendance à se crisper. Le plus important est d'aligner correctement son corps vers l'objectif. Cela vous permettra de faire un swing en douceur et naturel **DANS** la balle et pas **SUR** la balle.

A L'ADRESSE

Prenez bien vos aises

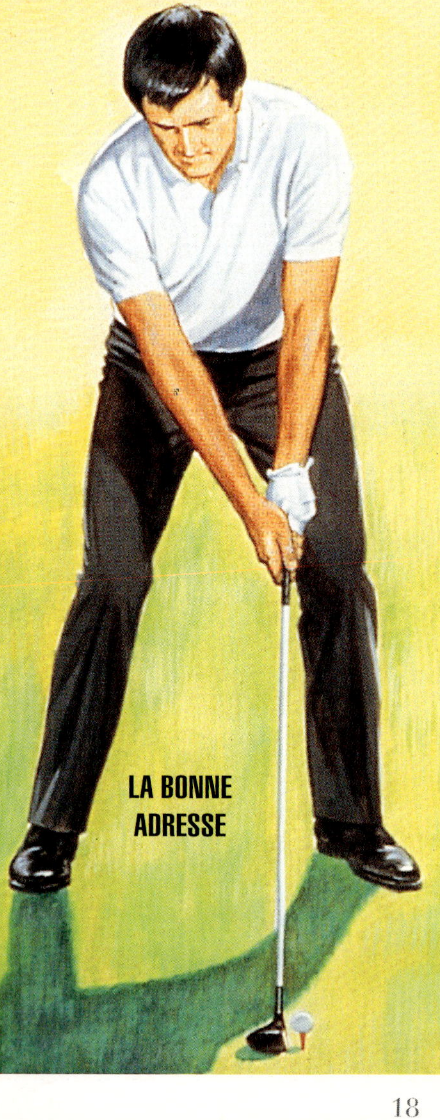

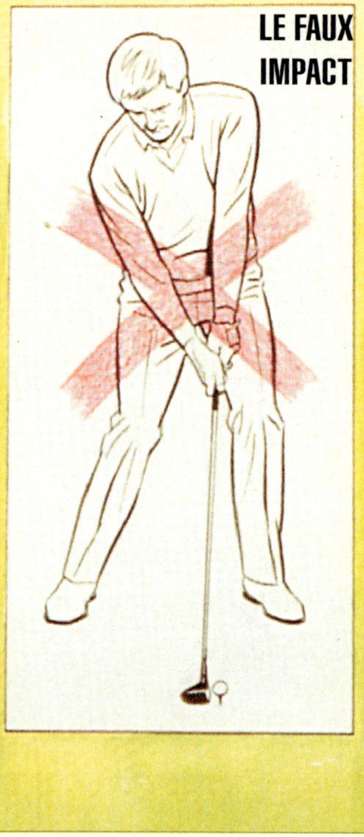

APRES S'ÊTRE ALIGNÉ

La tactique du tunnel

La trajectoire naturelle de mes coups va de droite à gauche, ce que l'on nomme le **DRAW.** Par conséquent, j'adopte la plupart du temps une position qui va permettre à ma balle de suivre cette trajectoire jusqu'à l'objectif. Une fois que j'ai déterminé exactement le point sur lequel je vais m'aligner, je visualise une sorte de **TUNNEL** dont l'ouverture est ma balle et la sortie, là-bas, est l'objectif sur lequel je me suis aligné.
Le résultat: j'élimine ainsi toute perturbation **VISUELLE** qui pourrait se produire. Je ne vois plus que cela -et par conséquent je ne me concentre plus que sur cela.

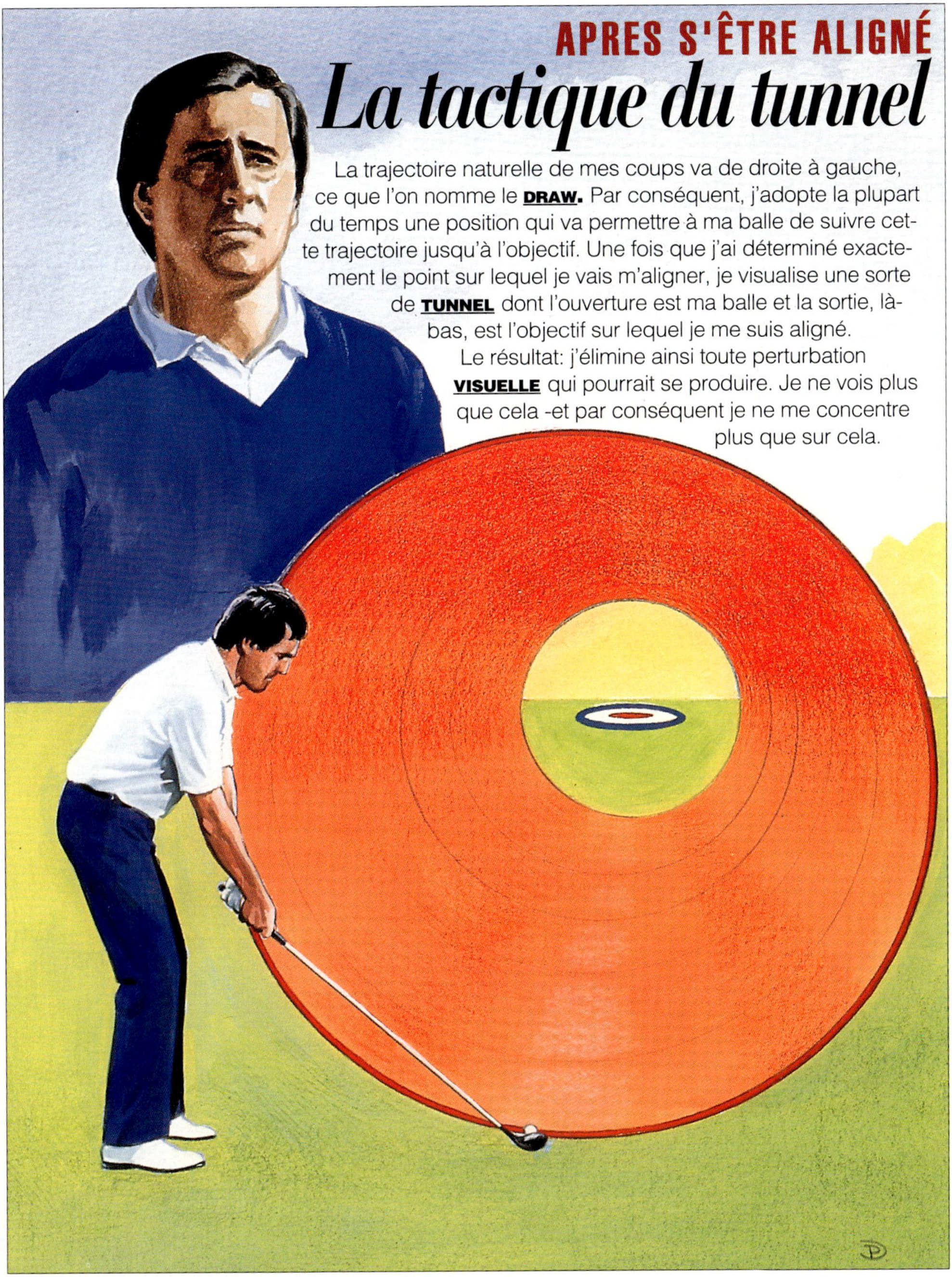

NE JAMAIS NÉGLIGER

Les bons joueurs vérifient toujours leur alignement

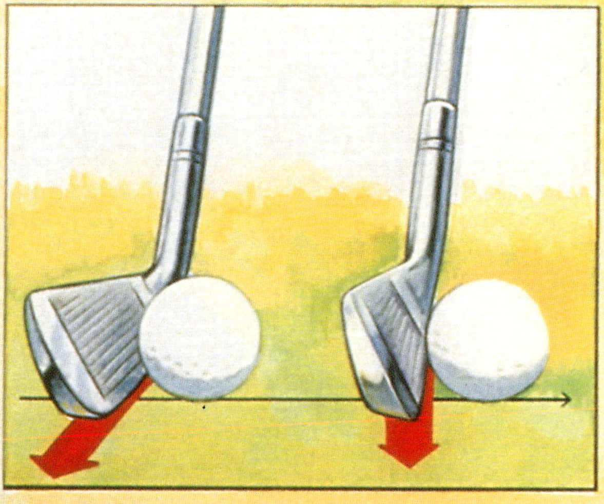

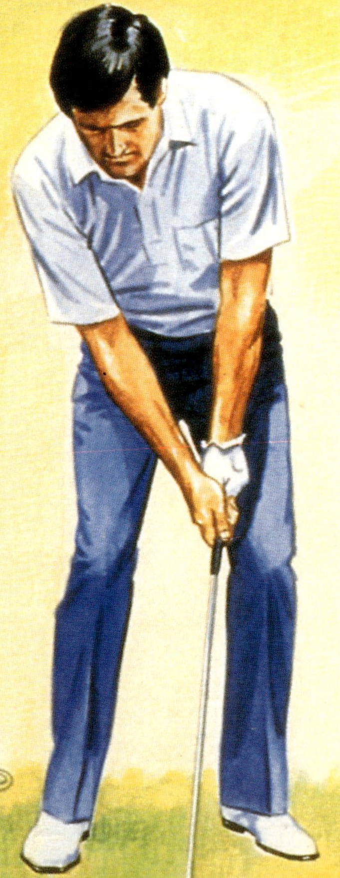

Il est toujours utile de vérifier votre **ALIGNEMENT** une fois que vous êtes devant la balle (la position d'adresse), même si vous êtes un joueur déjà confirmé, au handicap bas.

Par exemple, les coups de fer qui vont régulièrement à droite sont peut-être tout simplement le résultat d'une **TETE DE CLUB DIRIGÉE VERS LA DROITE**, même de peu, même si vous n'en avez pas conscience. Donc vérifiez toujours que votre tête de club est bien dirigée en ligne par rapport à l'objectif (c'est à dire square). Sachez qu'une frappe régulière est absolument **IMPOSSIBLE** si vous commencez par un alignement dirigé à droite ou à gauche, même **LÉGEREMENT**.

POUR JOUEURS CONFIRMÉS

Un coup, ça se dessine

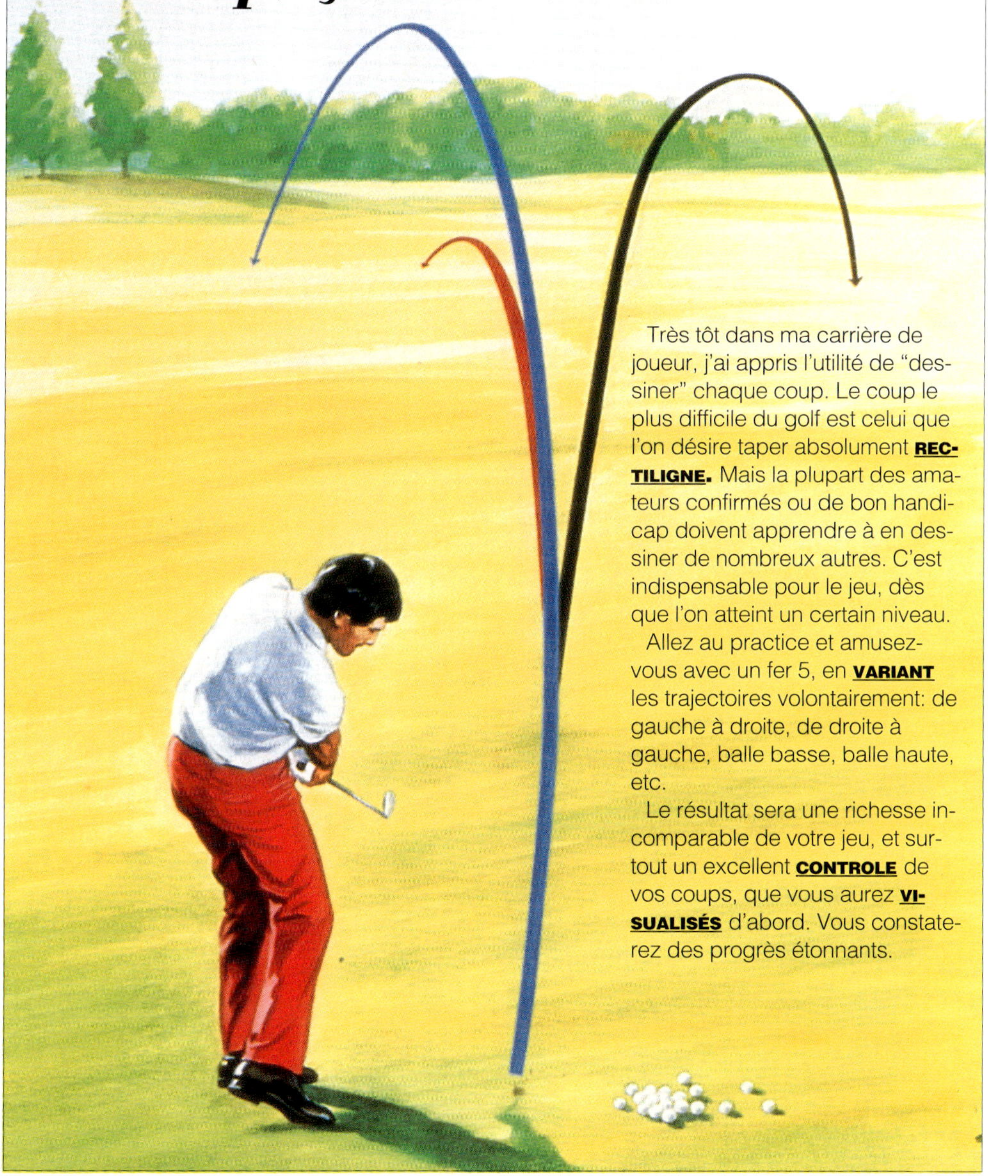

Très tôt dans ma carrière de joueur, j'ai appris l'utilité de "dessiner" chaque coup. Le coup le plus difficile du golf est celui que l'on désire taper absolument **RECTILIGNE.** Mais la plupart des amateurs confirmés ou de bon handicap doivent apprendre à en dessiner de nombreux autres. C'est indispensable pour le jeu, dès que l'on atteint un certain niveau.

Allez au practice et amusez-vous avec un fer 5, en **VARIANT** les trajectoires volontairement: de gauche à droite, de droite à gauche, balle basse, balle haute, etc.

Le résultat sera une richesse incomparable de votre jeu, et surtout un excellent **CONTROLE** de vos coups, que vous aurez **VISUALISÉS** d'abord. Vous constaterez des progrès étonnants.

La méthode
Ballesteros

2

Montée et DESCENTE

PIVOTEZ COMPLETEMENT

Tournez le dos au but

J'ai remarqué -par exemple au cours des pro-ams- que très peu d'amateurs qui ont encore un handicap assez élevé, terminent **RÉELLEMENT** leur montée. Ils ont l'impression d'avoir pivoté, mais ils commencent à redescendre le club avec les mains avant d'avoir terminé leur rotation vers le haut! Pourquoi? Leur sensation est réelle, même si elle est fausse. C'est qu'ils n'ont absolument pas transféré assez de poids sur la jambe droite. En fait ils ne **PEUVENT PAS** pivoter davantage puisque le bas du corps est bloqué. Moi, quand je suis en haut de la montée, j'ai la sensation que **MON DOS FAIT TOTALEMENT FACE À L'OBJECTIF**.

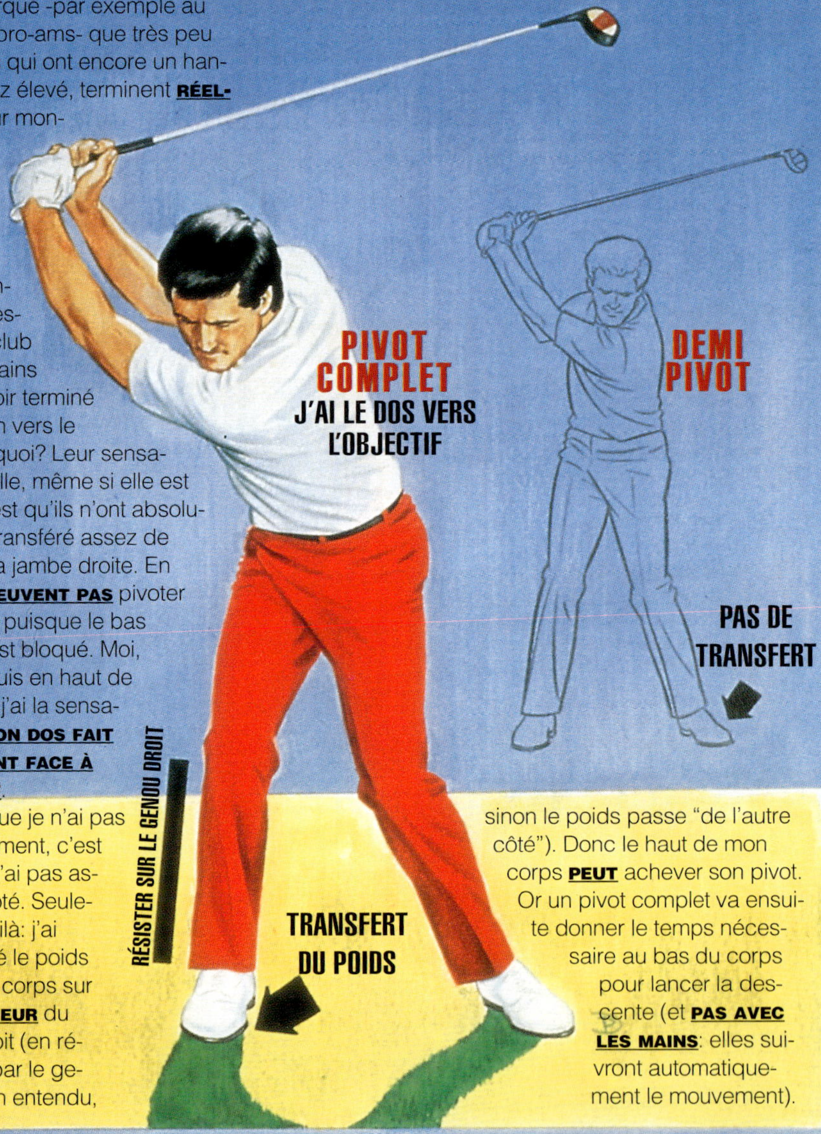

Tant que je n'ai pas ce sentiment, c'est que je n'ai pas assez pivoté. Seulement voilà: j'ai transféré le poids de mon corps sur **L'INTÉRIEUR** du pied droit (en résistant par le genou bien entendu, sinon le poids passe "de l'autre côté"). Donc le haut de mon corps **PEUT** achever son pivot. Or un pivot complet va ensuite donner le temps nécessaire au bas du corps pour lancer la descente (et **PAS AVEC LES MAINS**: elles suivront automatiquement le mouvement).

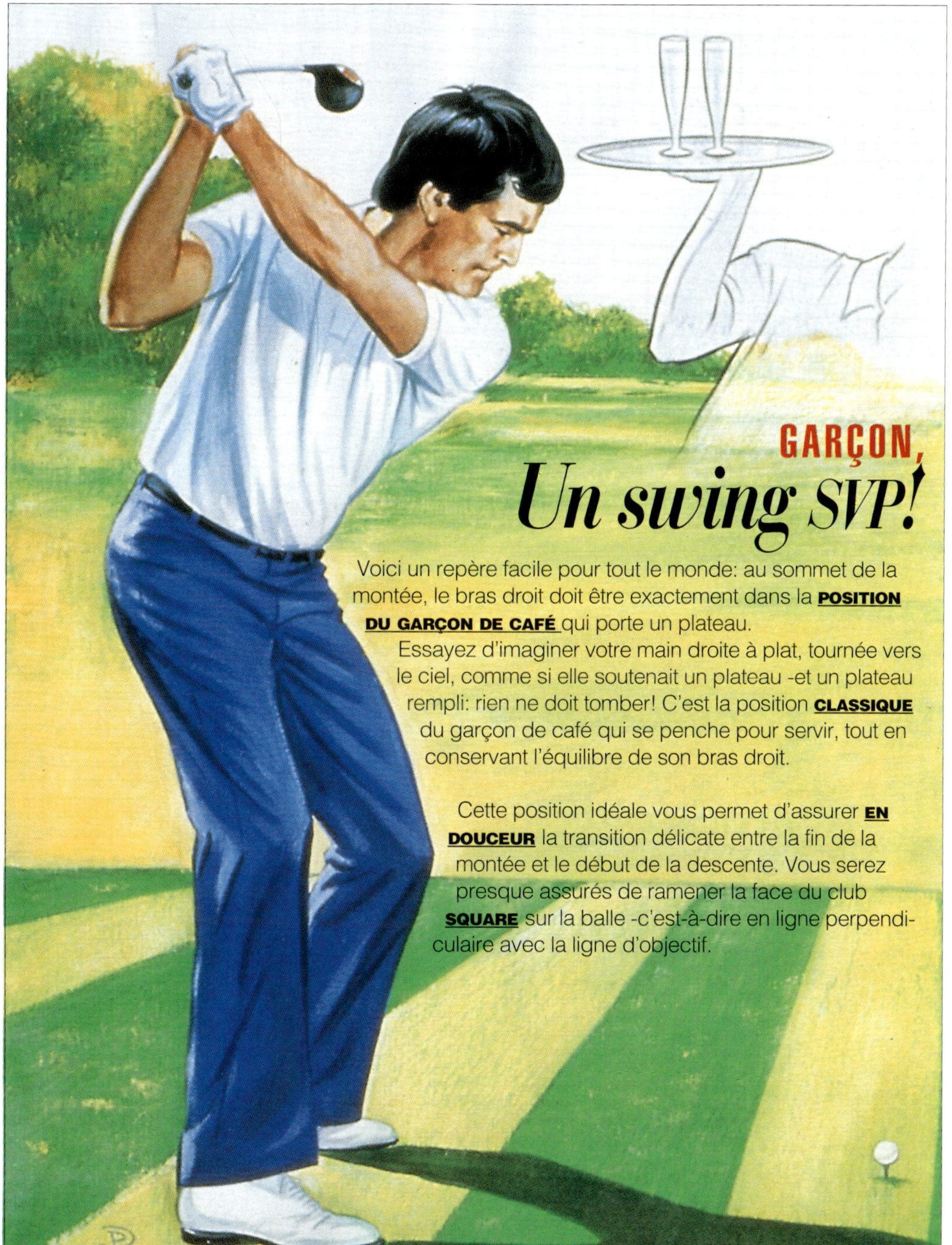

GARÇON,
Un swing SVP!

Voici un repère facile pour tout le monde: au sommet de la montée, le bras droit doit être exactement dans la **POSITION DU GARÇON DE CAFÉ** qui porte un plateau.

Essayez d'imaginer votre main droite à plat, tournée vers le ciel, comme si elle soutenait un plateau -et un plateau rempli: rien ne doit tomber! C'est la position **CLASSIQUE** du garçon de café qui se penche pour servir, tout en conservant l'équilibre de son bras droit.

Cette position idéale vous permet d'assurer **EN DOUCEUR** la transition délicate entre la fin de la montée et le début de la descente. Vous serez presque assurés de ramener la face du club **SQUARE** sur la balle -c'est-à-dire en ligne perpendiculaire avec la ligne d'objectif.

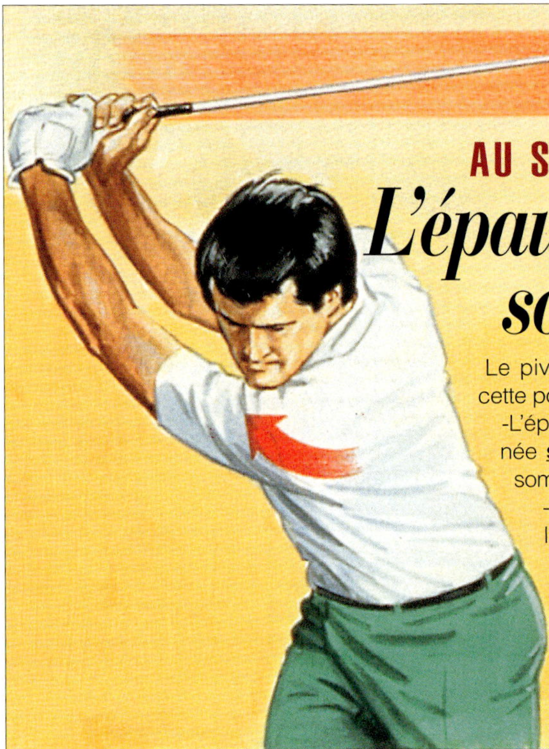

AU SOMMET DE LA MONTÉE

L'épaule gauche est sous le menton

Le pivot correct des épaules doit aboutir à cette position:

-L'épaule gauche doit absolument être amenée **SOUS** le menton, lorsque vous êtes au sommet de la montée.

-Le club doit **POINTER** directement vers l'objectif.

Un pivot excessif aussi bien qu'incomplet va **ABOUTIR** à ce que le club pointe soit à droite soit à gauche de la ligne de l'objectif. Or, de l'une ou de l'autre de ces mauvaises positions, il est extrêmement difficile d'assurer une frappe **RÉGULIERE ET RÉPÉTITIVE**.

En revanche, si votre position au sommet de la montée est celle décrite ici, vous n'aurez aucune difficulté à ramener la tête du club **EN LIGNE** sur la balle.

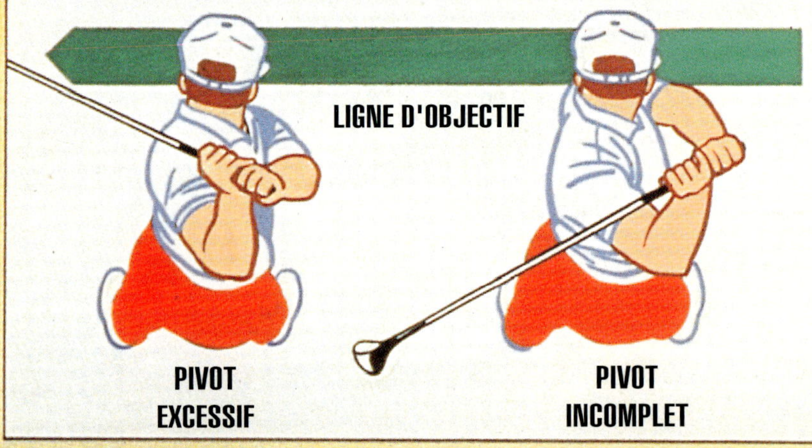

POUR LE CONTROLE

Allongez le pouce gauche

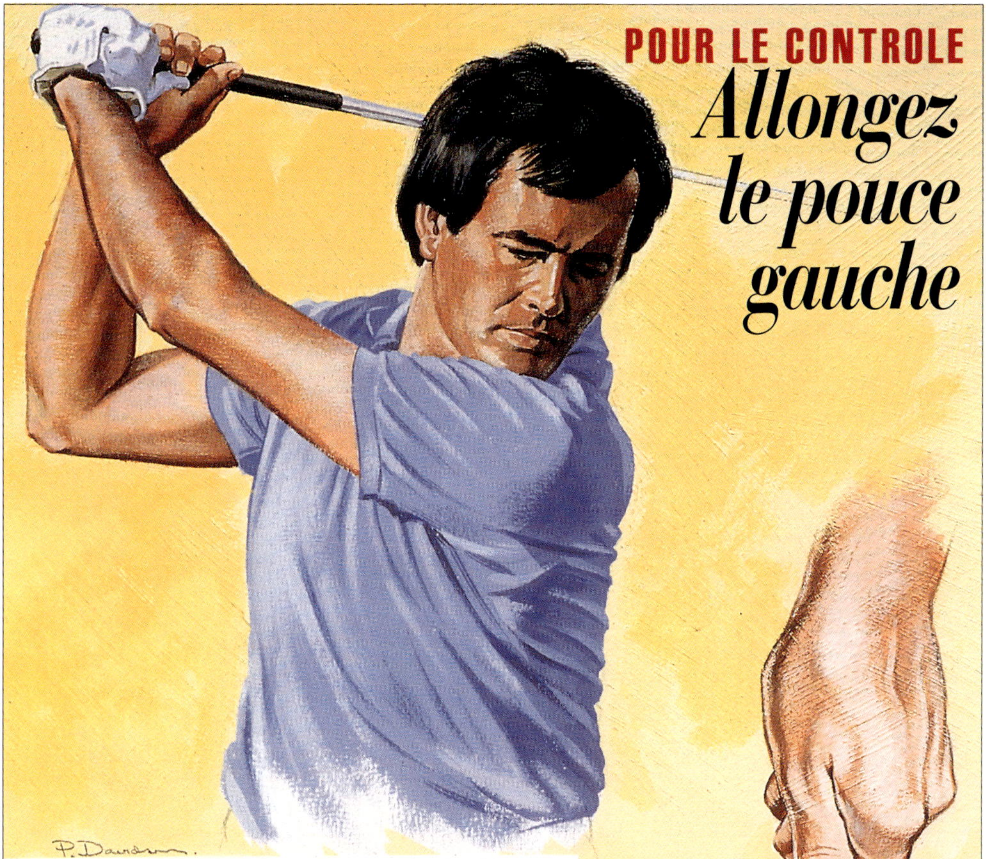

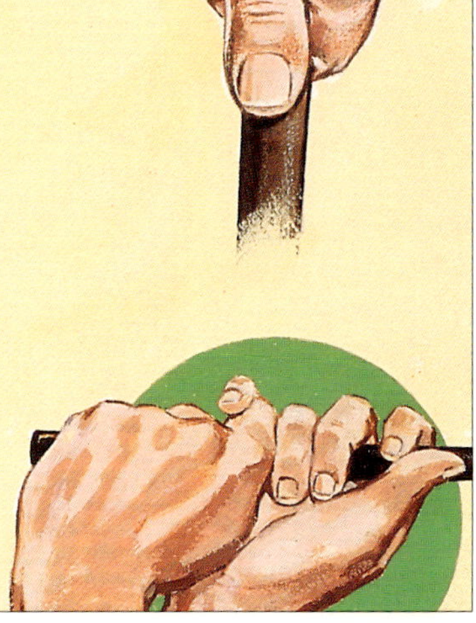

Au sommet de la montée, voilà la position que je dois absolument respecter:

-le manche du club repose sur mon **POUCE GAUCHE**, qui est exactement en-dessous de ce manche.

Si mon pouce ne supportait pas le club à cet instant, je pousserais la **MONTÉE** beaucoup trop loin.

Afin d'avoir le maximum de contrôle durant le swing, il est nécessaire **D'ALLONGER** le pouce gauche sur le manche aussi loin que vous pouvez, sans forcer, et sans perdre le confort de la position. Ne laissez surtout pas le manche glisser vers le "V" formé par la main droite! Je vous l'affirme car j'ai testé ce glissement au practice, et il est évident que je perdais alors à la fois de la puissance et de la direction.

UNE ERREUR TROP RÉPANDUE

Avoir le bras gauche "tendu" au sommet

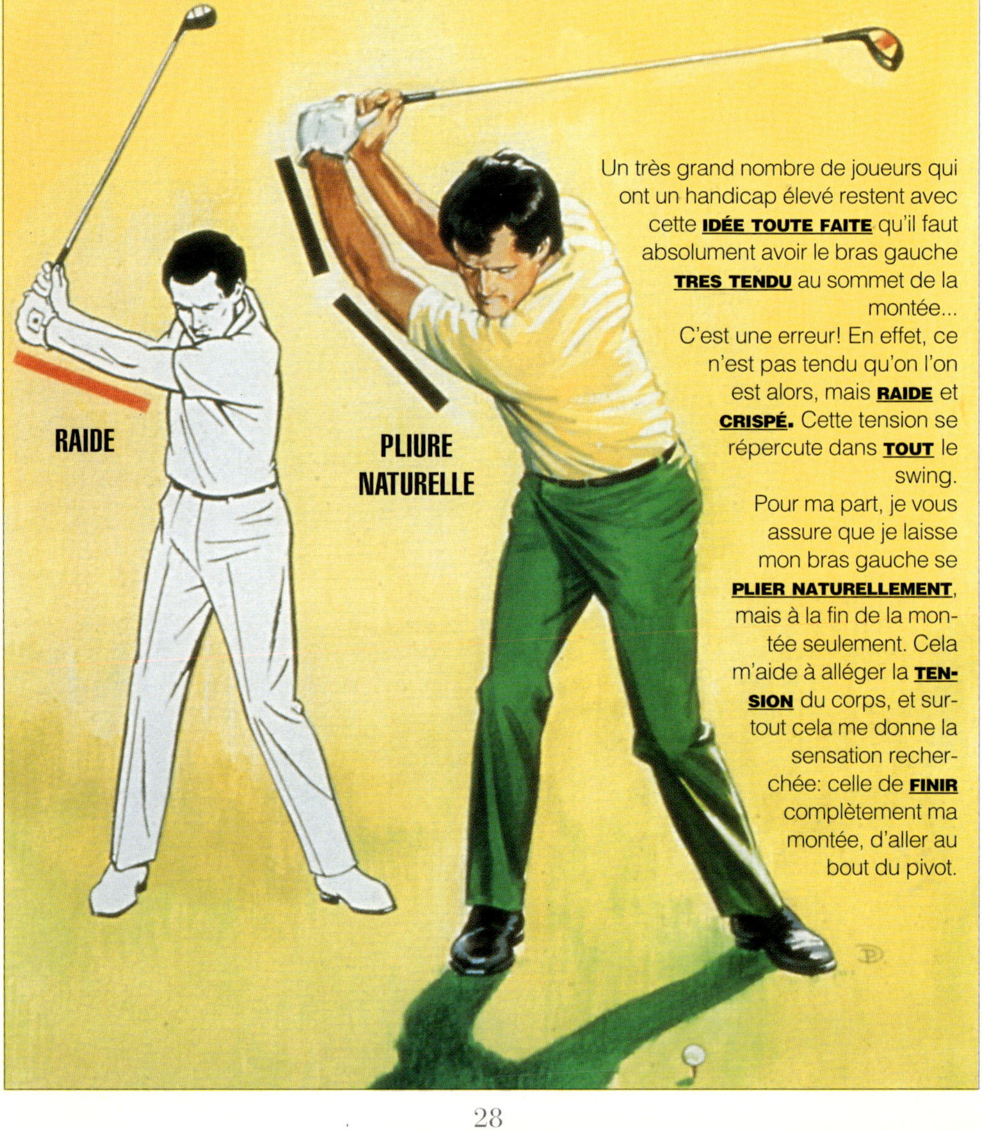

Un très grand nombre de joueurs qui ont un handicap élevé restent avec cette **IDÉE TOUTE FAITE** qu'il faut absolument avoir le bras gauche **TRES TENDU** au sommet de la montée...
C'est une erreur! En effet, ce n'est pas tendu qu'on l'on est alors, mais **RAIDE** et **CRISPÉ.** Cette tension se répercute dans **TOUT** le swing.
Pour ma part, je vous assure que je laisse mon bras gauche se **PLIER NATURELLEMENT**, mais à la fin de la montée seulement. Cela m'aide à alléger la **TENSION** du corps, et surtout cela me donne la sensation recherchée: celle de **FINIR** complètement ma montée, d'aller au bout du pivot.

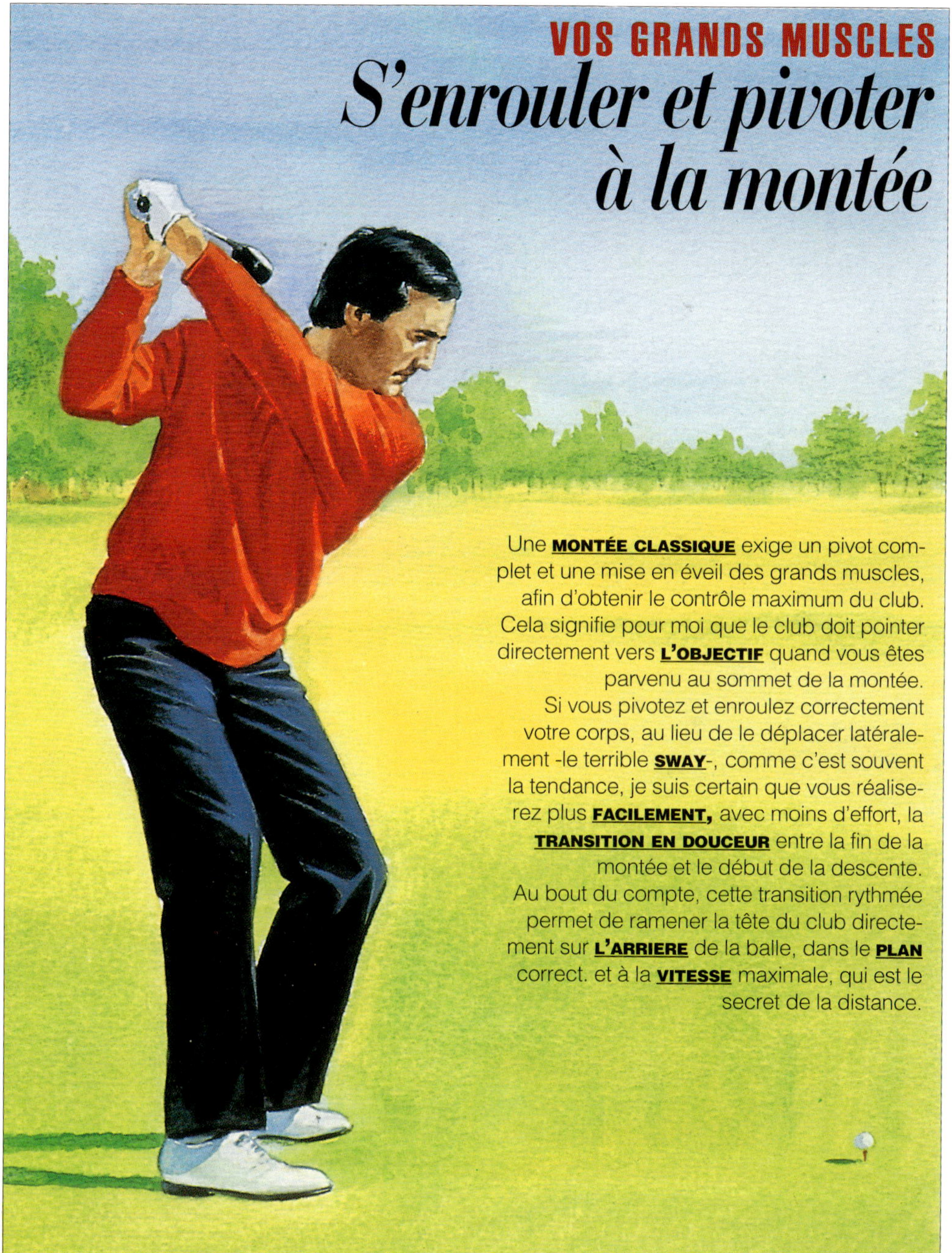

VOS GRANDS MUSCLES

S'enrouler et pivoter à la montée

Une **MONTÉE CLASSIQUE** exige un pivot complet et une mise en éveil des grands muscles, afin d'obtenir le contrôle maximum du club. Cela signifie pour moi que le club doit pointer directement vers **L'OBJECTIF** quand vous êtes parvenu au sommet de la montée.

Si vous pivotez et enroulez correctement votre corps, au lieu de le déplacer latéralement -le terrible **SWAY**-, comme c'est souvent la tendance, je suis certain que vous réaliserez plus **FACILEMENT,** avec moins d'effort, la **TRANSITION EN DOUCEUR** entre la fin de la montée et le début de la descente.

Au bout du compte, cette transition rythmée permet de ramener la tête du club directement sur **L'ARRIERE** de la balle, dans le **PLAN** correct. et à la **VITESSE** maximale, qui est le secret de la distance.

UN EFFET DE CHAINE

La descente commence par le bas

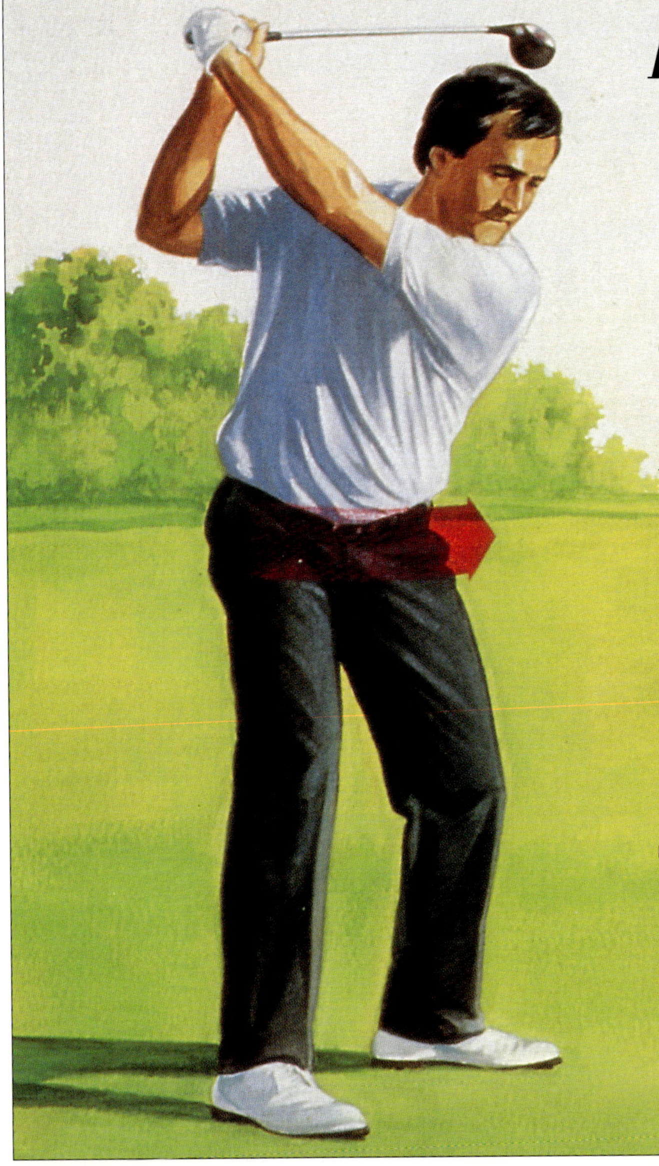

Lorsque j'arrive au sommet de la montée, juste avant que j'ai totalement fini le pivot de mes épaules, j'ai déjà la **SENSATION** que le bas de mon corps (à partir des hanches) a commencé de **TIRER** vers la gauche, c'est-à-dire dans la direction opposée. Cette sorte de **SACCADE** (c'est une image: surtout ne heurtez rien dans votre swing) de mes jambes et de mes hanches débute la **DESCENTE,** la deuxième partie du swing. Le côté droit de mon corps s'active et, par un effet de chaîne en grande partie inconscient d'ailleurs, la descente est complètement amorcée.

Ceci m'amène à une réflexion importante: n'essayez jamais de **DIRIGER** vous-même la descente (le downswing), pour aboutir à frapper **SUR** la balle - mais au contraire **DANS** la balle, à travers elle en somme.

POUR LA PUISSANCE

Gardez l'angle à la descente

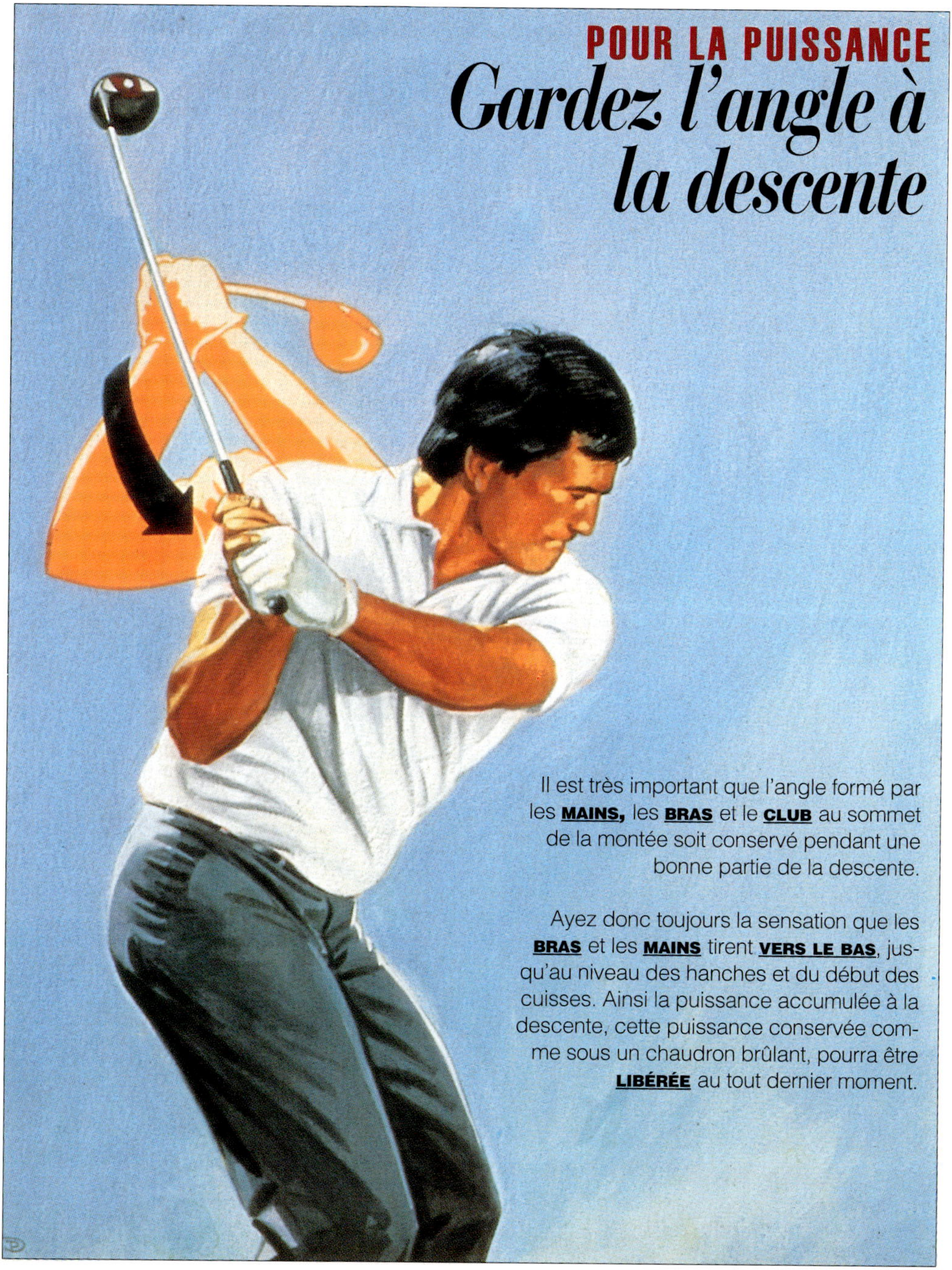

Il est très important que l'angle formé par les **MAINS,** les **BRAS** et le **CLUB** au sommet de la montée soit conservé pendant une bonne partie de la descente.

Ayez donc toujours la sensation que les **BRAS** et les **MAINS** tirent **VERS LE BAS**, jusqu'au niveau des hanches et du début des cuisses. Ainsi la puissance accumulée à la descente, cette puissance conservée comme sous un chaudron brûlant, pourra être **LIBÉRÉE** au tout dernier moment.

C'EST UN "LANCER"

Ramenez votre coude droit à la hanche

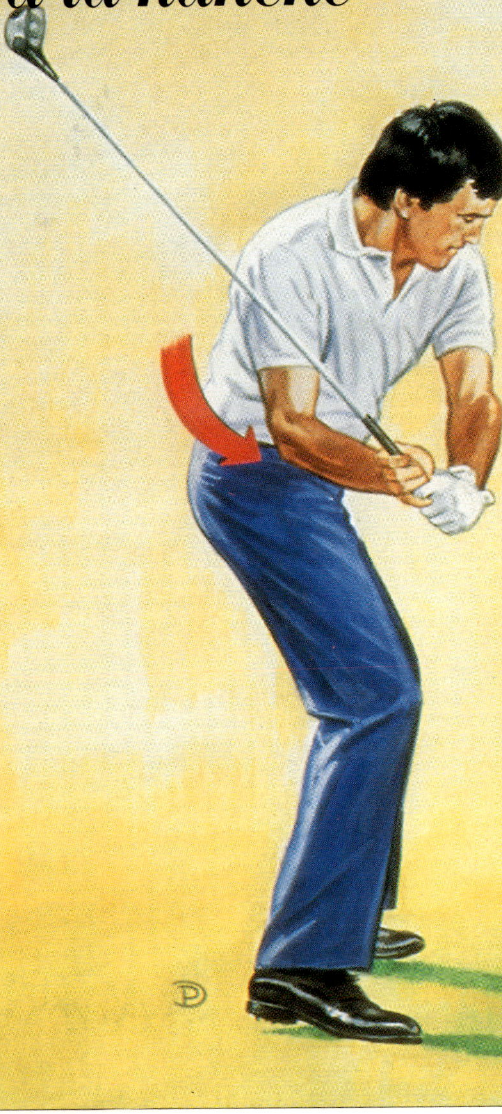

Le **COUDE** droit doit absolument revenir frôler la **HANCHE** droite à la descente.

Du sommet de la montée, vous devez bien entendu avoir la sensation de **TIRER** la tête du club vers le bas et sur la balle, avec le **BRAS** gauche et la **MAIN** gauche.

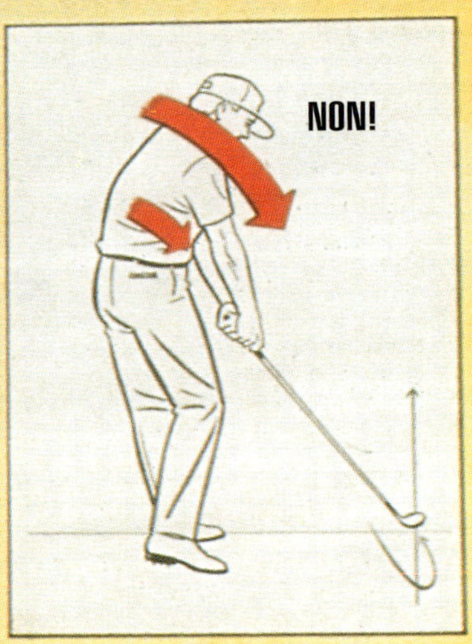

Alors, votre coude droit reviendra **AUTOMATIQUEMENT** près du côté droit de votre corps.

En revanche, si votre coude droit ne revient pas ainsi, le plan suivi par la tête de votre club sera obligatoirement **EXTÉRIEUR/INTÉRIEUR.** Vous couperez la balle. En général, il en résulte un énorme **SLICE...**

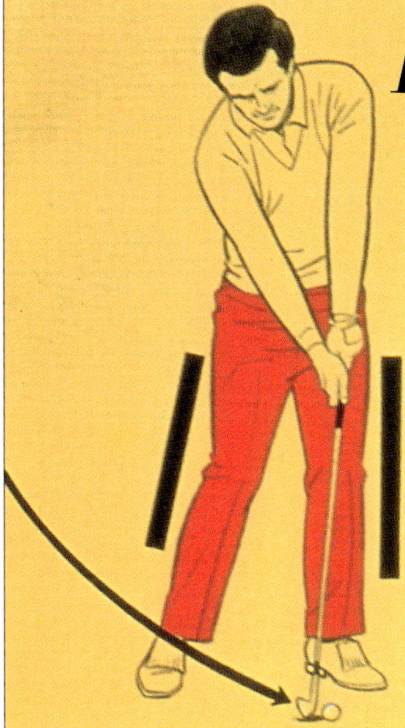

POUR TRAVERSER

Les jambes, toujours les jambes

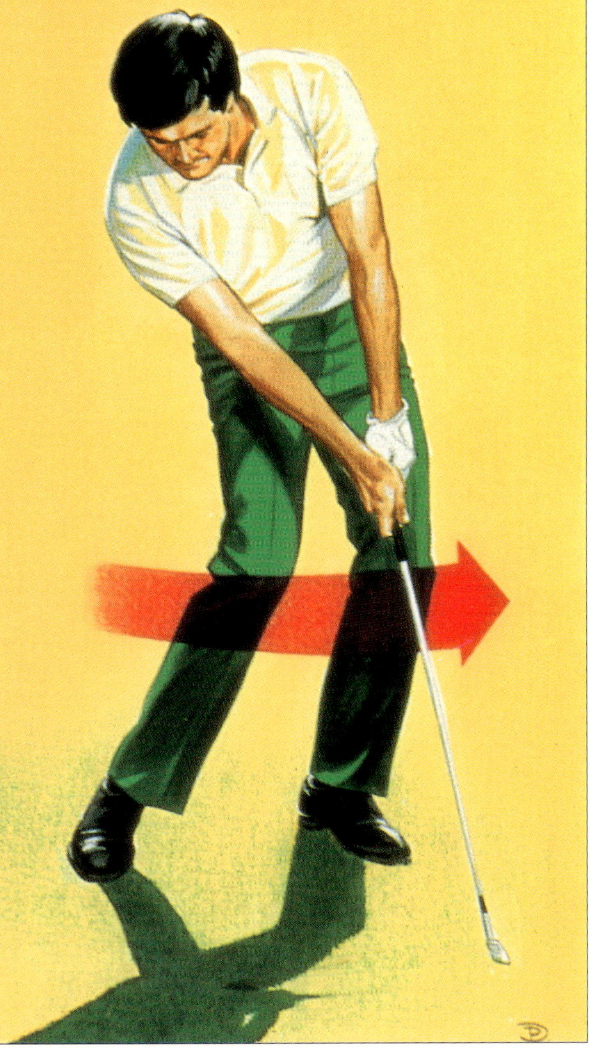

Même si vous jouez des petits fers, vous devez utiliser vos **JAMBES**.

Par exemple vous devez toujours débuter votre descente en poussant les **GENOUX** vers l'objectif. Ce mouvement du bas du corps agit comme une **DÉTENTE** pour déclencher la descente du club. Et vous éviterez ainsi une faute fréquente avec les petits fers: taper le sol **AVANT** la balle.

EN ARRIERE

Pour un long effet à droite

Vous connaissez le mot “fade”? C’est le terme utilisé pour désigner une trajectoire de balle qui s’incurve **LÉGEREMENT** vers la **DROITE** en fin de vol. Il se trouve que ce fade au premier coup -on le nomme souvent le “power fade” est l’un de mes préférés. C’est le coup que j’exécute lorsque je cherche avant tout la **PRÉCISION.**

Comment faire? D’abord je plante mon tee un peu plus haut que d’habitude, et en face de l’intérieur gauche de mon stance. La seule vraie différence que j’introduis dans mon mouvement est de donner la priorité à la **MAIN DROITE** dans la zone d’impact, et de laisser mon corps bien **DERRIERE** la balle. Cela me permet de frapper celle-ci au début de la **REMONTÉE** de la tête du driver.

Le résultat? Un coup très **PUISSANT** qui s’élève rapidement, puis va s’incurver légèrement vers la droite, pour aboutir sur la zone idéale de retombée sur le fairway.

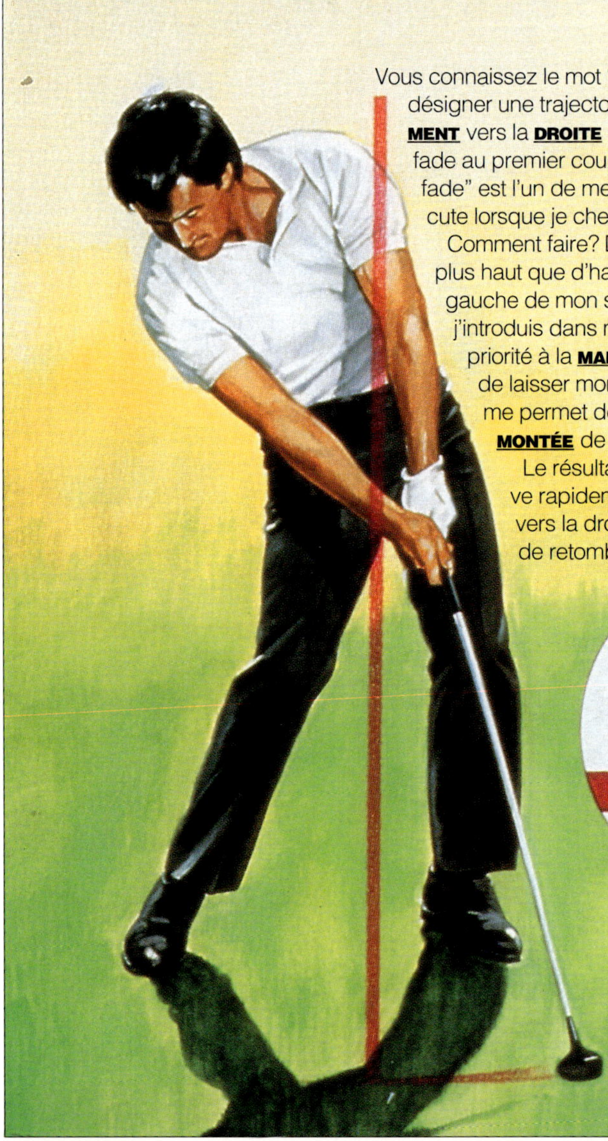

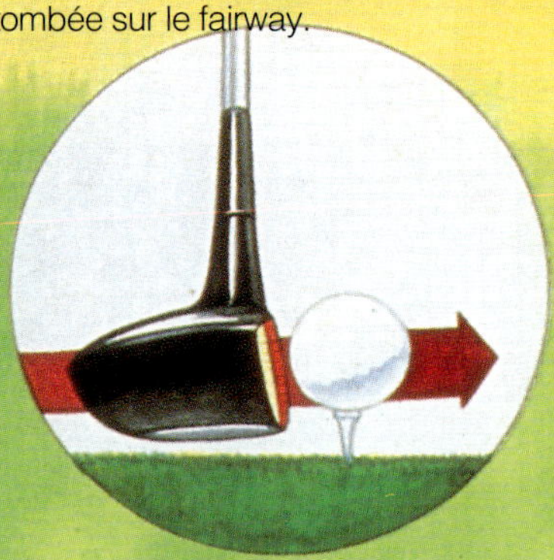

UNE FRAPPE À PLAT

POUR L'ÉQUILIBRE

Pas de rock' avec la tête!

Bouger la tête à la montée -surtout de bas en haut- est une véritable catastrophe pour la tenue du swing. C'est une cause **MAJEURE** de coups errants.

Il ne s'agit pas seulement de regarder la balle, de ne pas la quitter des yeux. On peut hélas bouger la tête et fixer tout de même la balle. Ce qui est nécessaire, c'est de faire un effort conscient pour **GARDER LA TETE FIXE PENDANT TOUT LE SWING.** En tous cas, il ne faut s'autoriser aucun mouvement vertical.

En gardant la tête fixe (cela ne veut pas dire: crisper le cou, attention!) vous permettrez à votre corps de bien s'enrouler sans se déplacer, de créer un **ARC DE SWING PLUS LARGE,** et de conserver un très bon **ÉQUILIBRE.** Donc un meilleur coup.

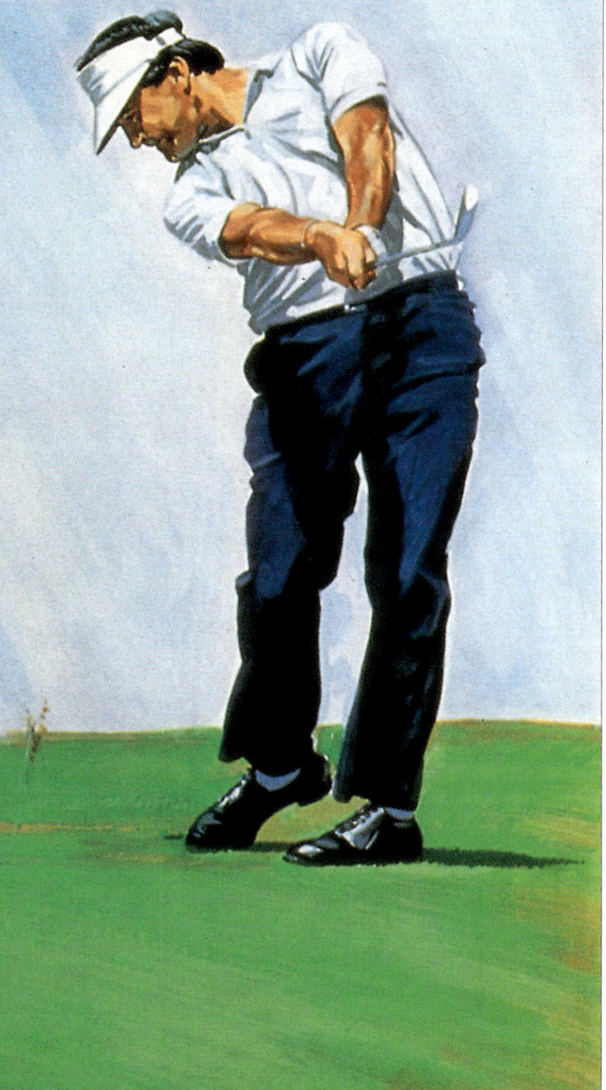

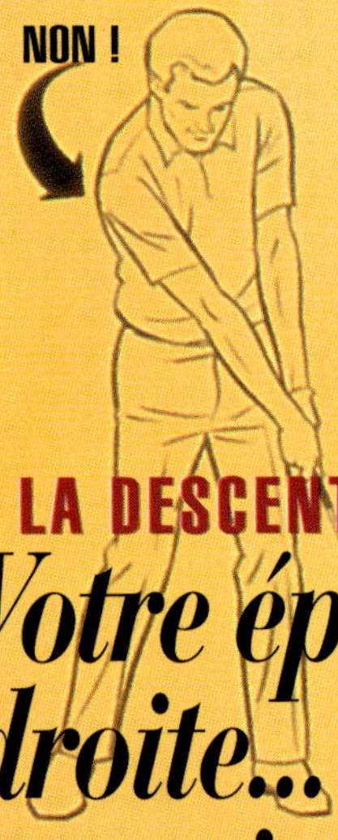
NON !

A LA DESCENTE

Votre épaule droite... par surprise

Revenir “par dessus” la balle est une faute très fréquente. Tout cela vient d’un mauvais mouvement de **L’ÉPAULE DROITE**. Vous laissez revenir cette épaule sur un plan **PRESQUE** horizontal, au lieu de la faire passer franchement **SOUS** le menton à la descente et à l’impact.

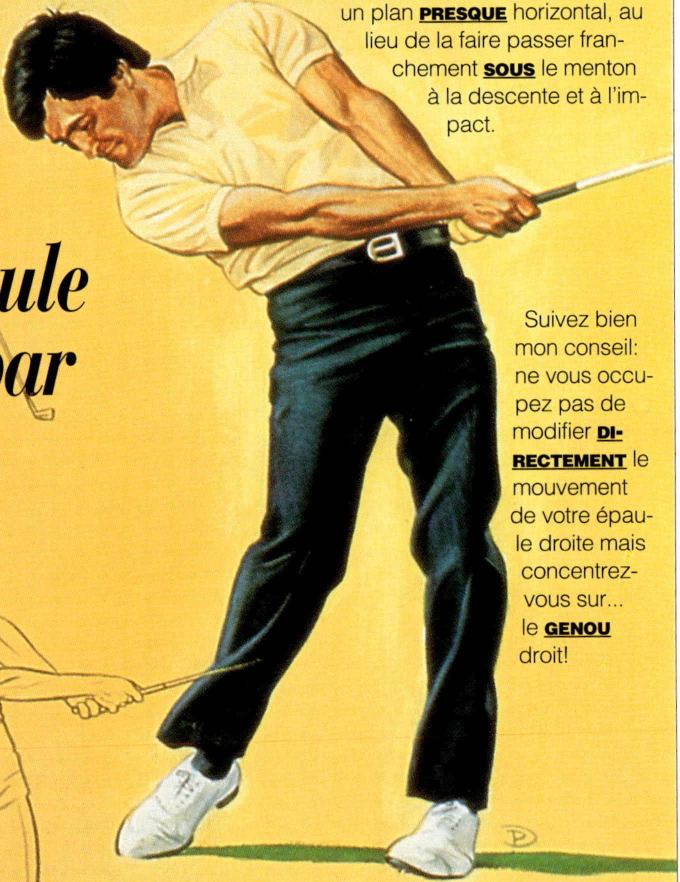

Suivez bien mon conseil: ne vous occupez pas de modifier **DIRECTEMENT** le mouvement de votre épaule droite mais concentrez-vous sur... le **GENOU** droit!

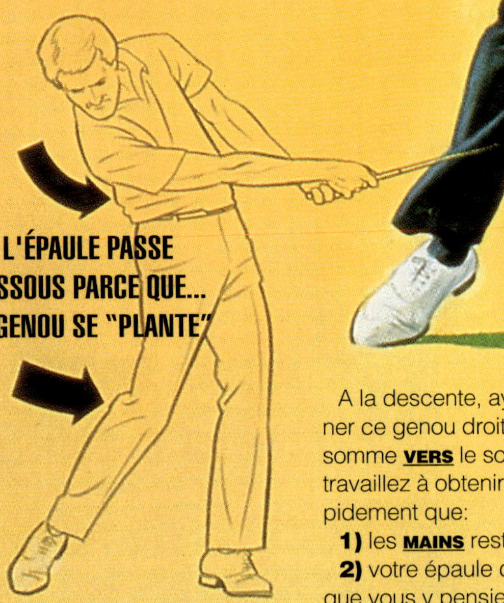
L'ÉPAULE PASSE
DESSOUS PARCE QUE...
LE GENOU SE "PLANTE"

A la descente, ayez absolument le sentiment de ramener ce genou droit vers le gauche, et de le “planter” en somme **VERS** le sol. Cela ne s’obtient pas d’emblée, mais travaillez à obtenir cette sensation et vous constaterez rapidement que:

1) les **MAINS** restent obligatoirement “derrière” la balle.

2) votre épaule droite passera **SOUS** votre menton, sans que vous y pensiez: elle ne **PEUT PLUS** faire autrement.

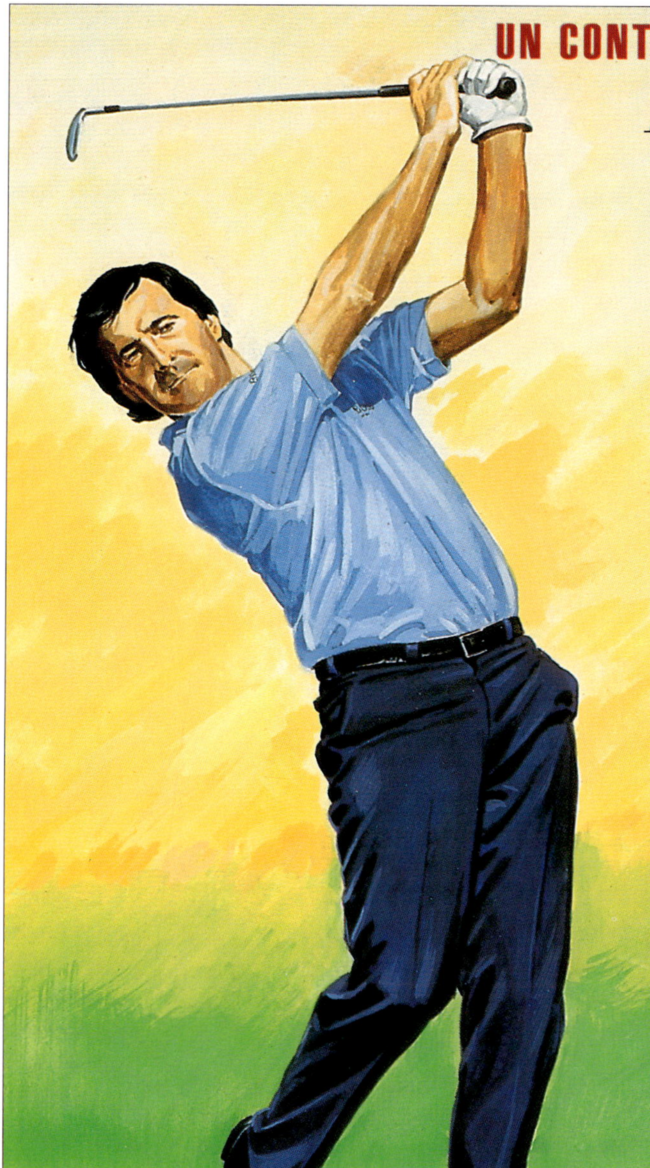

UN CONTROLE NÉCESSAIRE

Les mains hautes pour finir

On ne peut pas vraiment contrôler son finish -justement, parce que c'est un **RÉSULTAT.** Mais on peut le vérifier: il est très important de terminer son swing avec les **MAINS HAUTES**, ainsi que les **BRAS.**

Si votre finish est trop **PLAT,** cela indique presque à coup sûr que vous avez commis une faute dès les premiers centimètres du mouvement, le **TAKEAWAY.**

Par conséquent, en vérifiant votre finish, notez s'il est n'est pas assez haut, et si oui, refaites votre swing depuis le début: sans doute votre takeaway a été trop **RAPIDE,** ou bien montant trop vite sur un plan **VERTICAL.**

Corrigez le début, la fin sera bonne.

La méthode Ballesteros

3

Dans le vent et LES HERBES

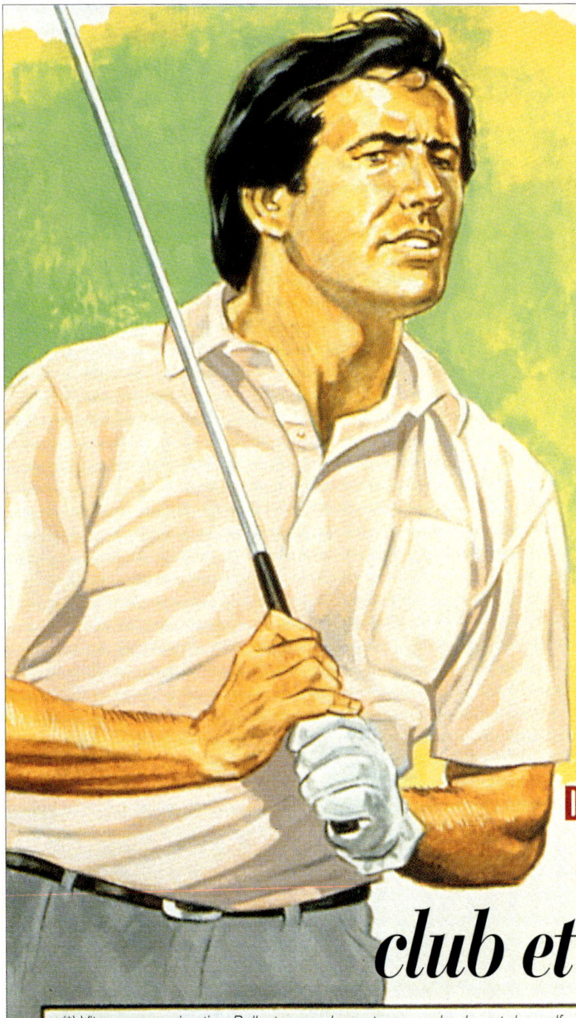

Voici une règle classique et **ABSOLUE** pour **CHOISIR** le bon club dans le vent:

-Pour chaque tranche de vitesse de vent de 15km/h (*), prenez **UN CLUB "DE PLUS"** que normalement.

Par exemple, si vous jouez d'habitude un fer 7 pour une distance de **135 METRES** sans vent, choisissez un fer 5 si le vent souffle à environ 30km/h.

Mais ce n'est pas tout: il faut garder la balle **BASSE** dans le vent. Pour cela, placez les mains un peu plus bas sur le manche. En faisant cela, vous **RÉDUIREZ** l'action des mains et des poignets, car cette action a tout simplement pour résultat de réduire le swingweight du club (son rapport poids/longueur) et vous évite de taper en donnant une **SECOUSSE VIVE**.

DANS LE VENT DE FACE

Changez de club et baissez tout

(*) Vitesse approximative, Ballesteros se basant, comme la plupart des golfeurs internationaux, sur une évaluation en "miles" (NDT)

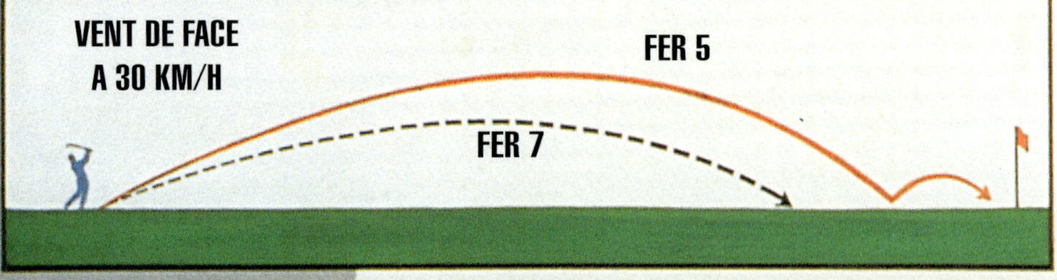

NON AU LONG FER

On peut jouer le bois-7 dans le rough

Plus votre balle repose (le lie) dans un rough assez **DENSE,** moins l'usage d'un fer long est recommandé.

Pour cette raison, je suggère toujours de jouer un **BOIS TRES OUVERT**, un bois de parcours comme par exemple le bois-7.

Ces bois modernes sont en effet conçus avec un poids vers le **BAS** de la tête, qui permet à celle-ci de pénétrer dans l'herbe, et d'en faire sortir **RAPIDEMENT** la balle. Vous verrez, vous l'enverrez à une distance étonnante.

Les amateurs à haut handicap, et même ceux déjà confirmés, joueront en outre ce genre de bois beaucoup plus aisément que les longs fers.

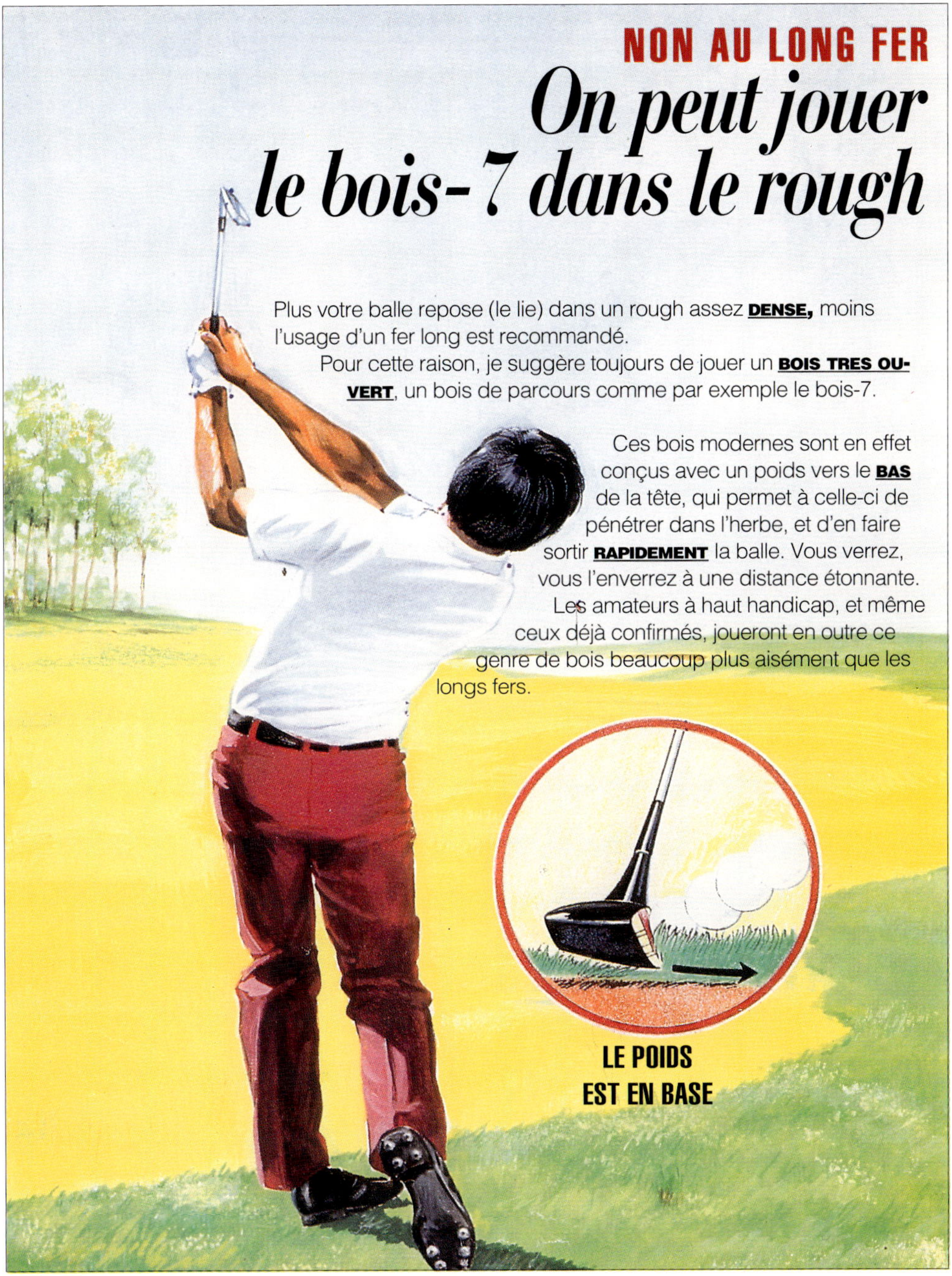

LE POIDS EST EN BASE

SECRET DE PUISSANCE

La balle basse dans le vent

La plupart des amateurs ont peur du **VENT DE FACE**. Ils se demandent comment ils vont pouvoir garder la balle **BASSE** -qui est le genre de coup à exécuter dans ces conditions. En général ils commettent la faute de swinguer trop vite, d'accélérer et de modifier sans le savoir leur plan de swing qui ramène la tête du club trop directement **SUR** la balle. Le club est en effet encore en train de descendre: dans ces conditions il va imprimer à la balle encore plus d'effet-arrière, qui la fera **MONTER.** Le contraire du but recherché.

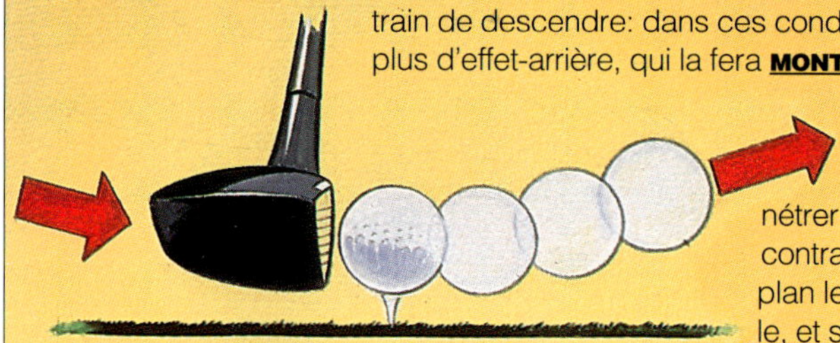

...le secret pour faire une balle basse, qui va percer le vent et pénétrer avec **PUISSANCE** dans l'air, est au contraire de ramener la tête du club sur le plan le plus plat possible **DERRIERE** la balle, et surtout de **TRAVERSER** à fond, encore plus que d'habitude.

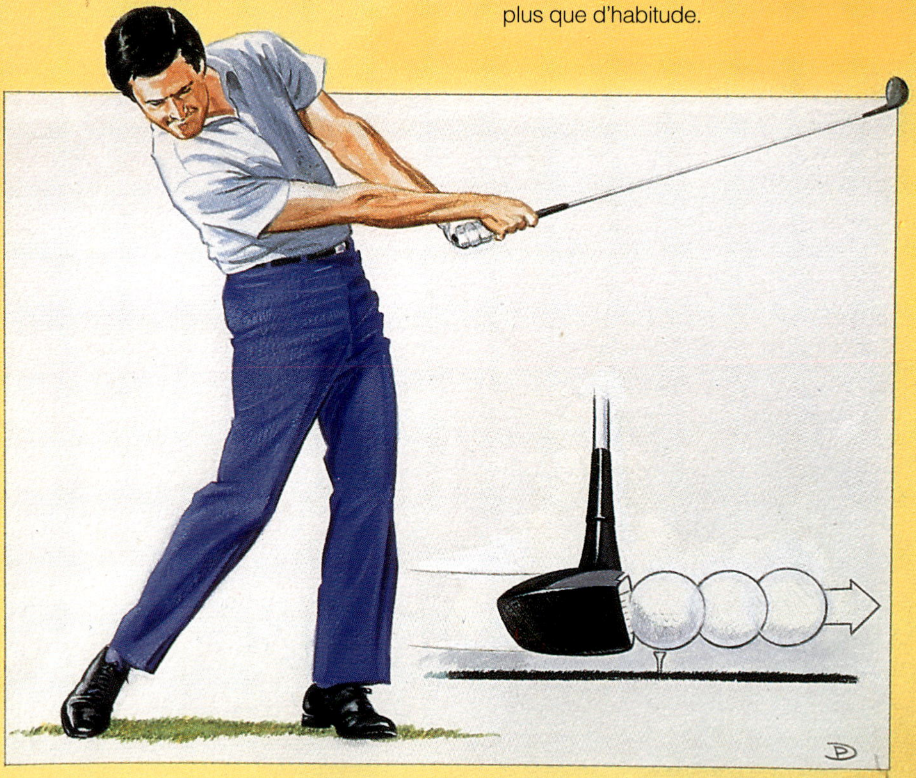

SANS LES POIGNETS

Contre le vent, le coup punché à gauche

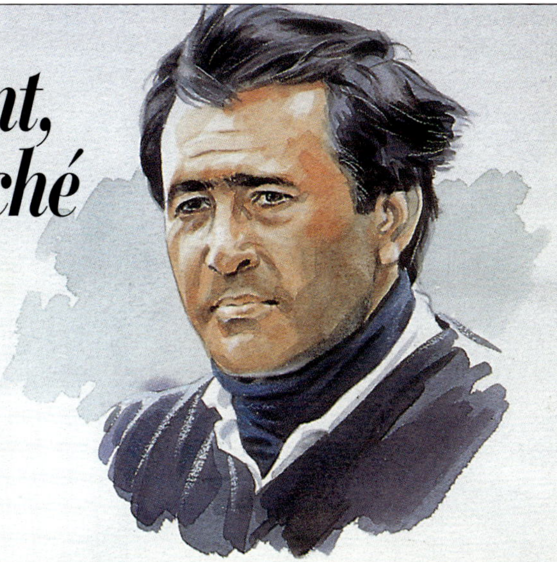

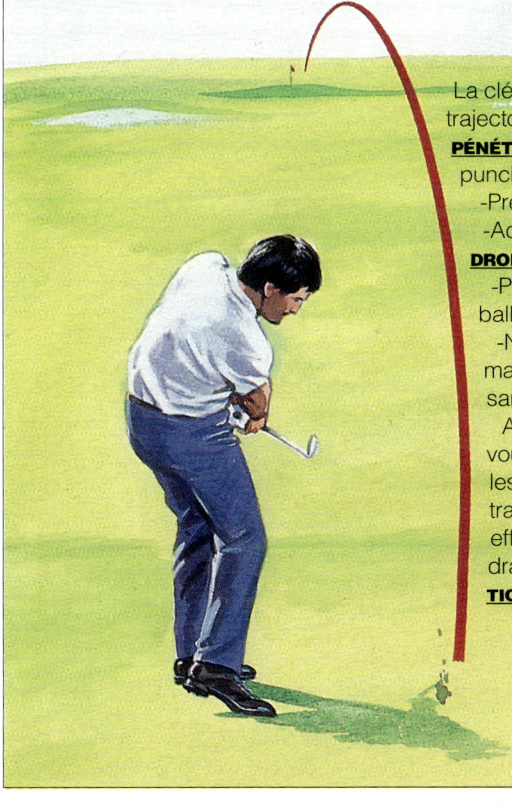

La clé de la réussite quand il faut jouer un coup à trajectoire basse, perçante, contre un vent fort, est la **PÉNÉTRATION.** Dans ces circonstances, le coup punché à gauche (en draw) est la solution idéale.

-Prenez le club un peu plus **BAS** sur le manche.

-Adressez la balle un peu plus en face du pied **DROIT.**

-Placez dès l'adresse les mains **EN AVANT** de la balle.

-Ne faîtes qu'un trois-quarts de swing, en armant au minimum les **POIGNETS,** et traversez sans crainte.

A la traversée justement, allez aussi loin que vous pouvez en direction de l'objectif en gardant les mains basses et les bras en **EXTENSION.** La trajectoire de la balle sera basse, avec un léger effet vers la gauche (le draw) et une **PÉNÉTRATION MAXIMALE** dans le vent.

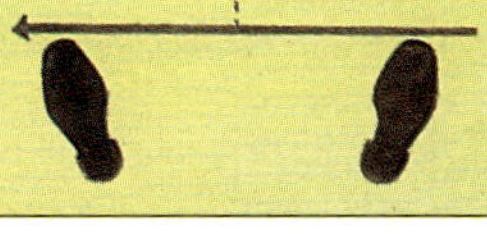

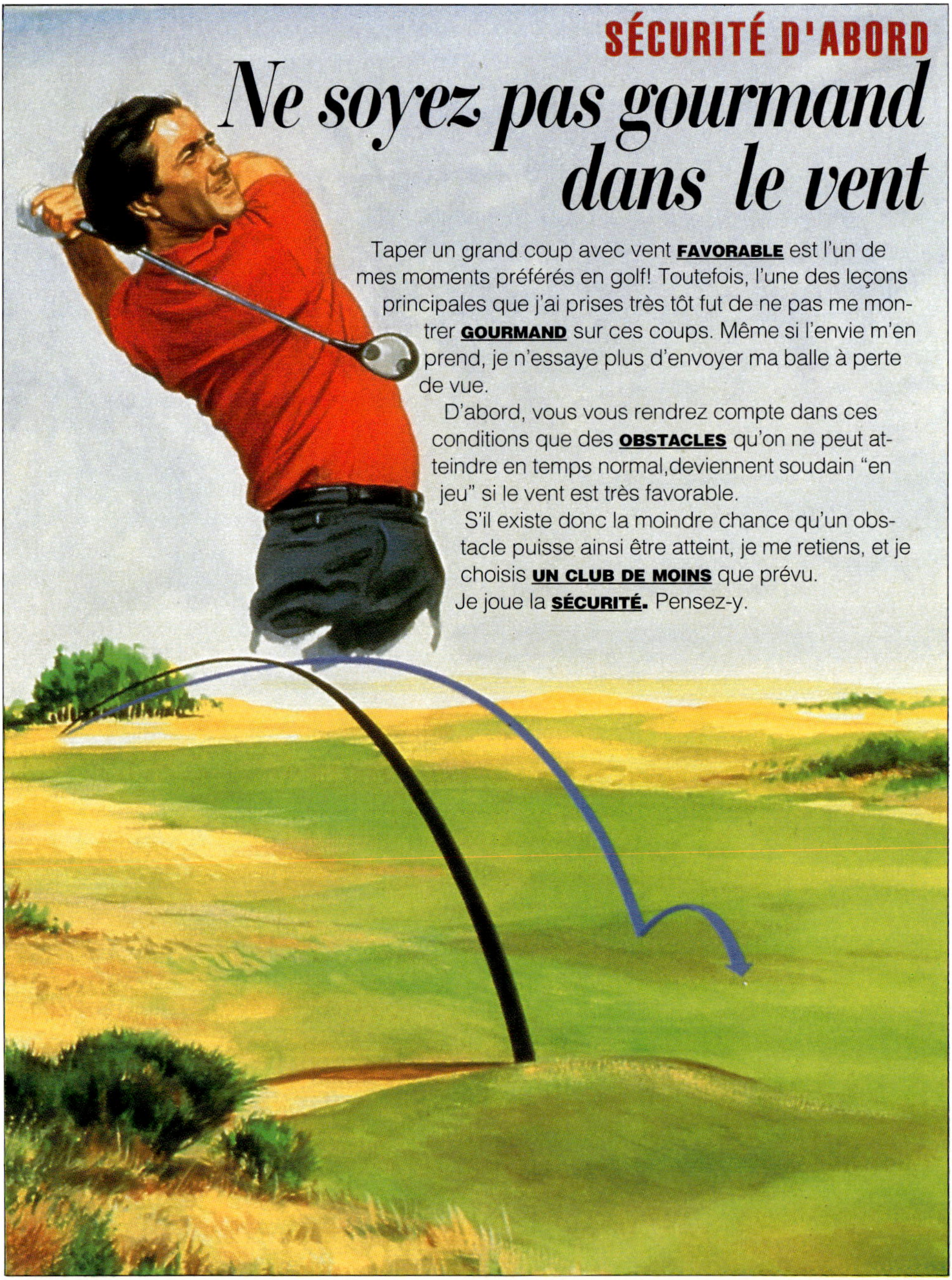

SÉCURITÉ D'ABORD

Ne soyez pas gourmand dans le vent

Taper un grand coup avec vent **FAVORABLE** est l'un de mes moments préférés en golf! Toutefois, l'une des leçons principales que j'ai prises très tôt fut de ne pas me montrer **GOURMAND** sur ces coups. Même si l'envie m'en prend, je n'essaye plus d'envoyer ma balle à perte de vue.

D'abord, vous vous rendrez compte dans ces conditions que des **OBSTACLES** qu'on ne peut atteindre en temps normal,deviennent soudain "en jeu" si le vent est très favorable.

S'il existe donc la moindre chance qu'un obstacle puisse ainsi être atteint, je me retiens, et je choisis **UN CLUB DE MOINS** que prévu.

Je joue la **SÉCURITÉ.** Pensez-y.

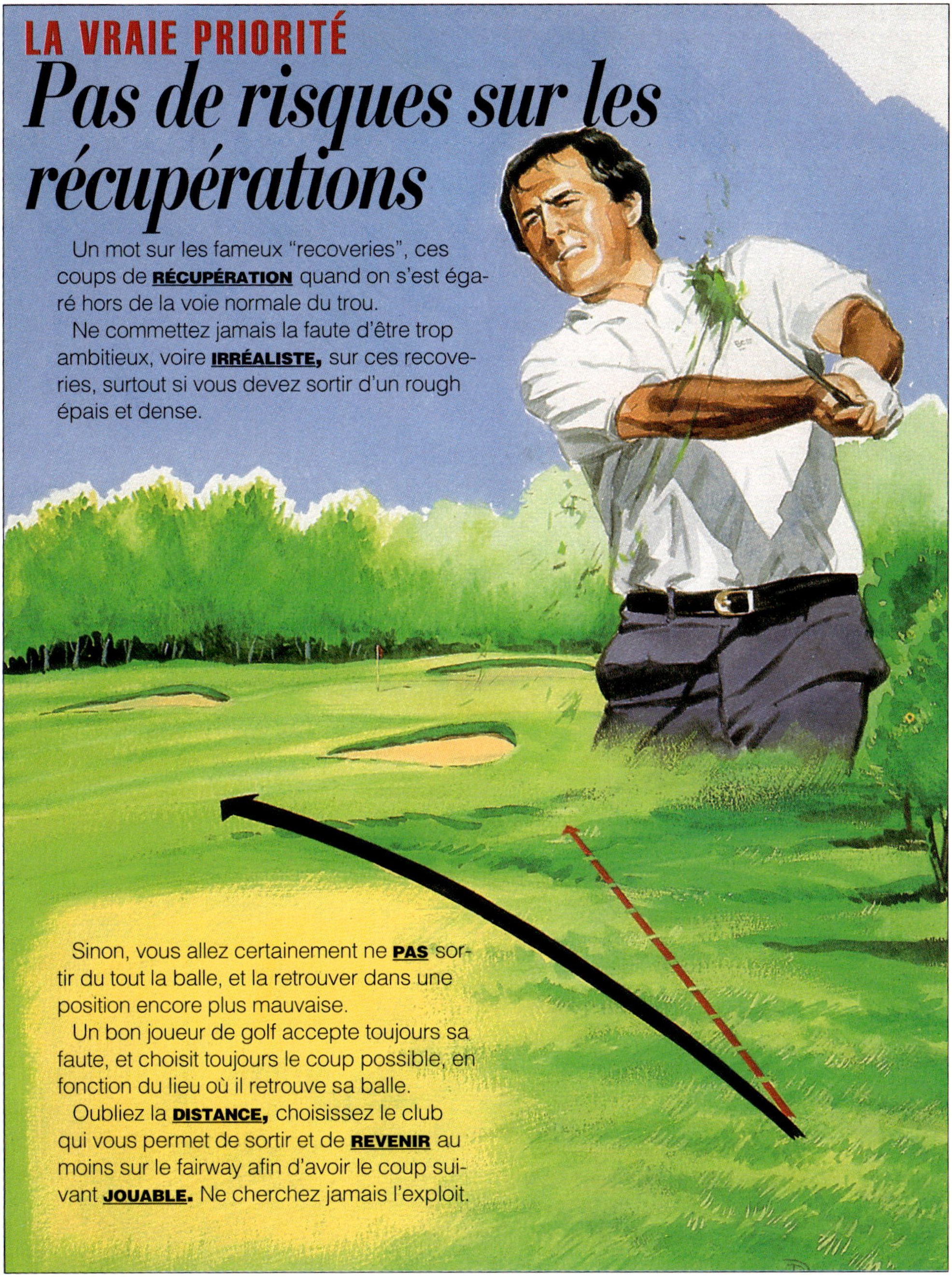

LA VRAIE PRIORITÉ

Pas de risques sur les récupérations

Un mot sur les fameux "recoveries", ces coups de **RÉCUPÉRATION** quand on s'est égaré hors de la voie normale du trou.

Ne commettez jamais la faute d'être trop ambitieux, voire **IRRÉALISTE,** sur ces recoveries, surtout si vous devez sortir d'un rough épais et dense.

Sinon, vous allez certainement ne **PAS** sortir du tout la balle, et la retrouver dans une position encore plus mauvaise.

Un bon joueur de golf accepte toujours sa faute, et choisit toujours le coup possible, en fonction du lieu où il retrouve sa balle.

Oubliez la **DISTANCE,** choisissez le club qui vous permet de sortir et de **REVENIR** au moins sur le fairway afin d'avoir le coup suivant **JOUABLE.** Ne cherchez jamais l'exploit.

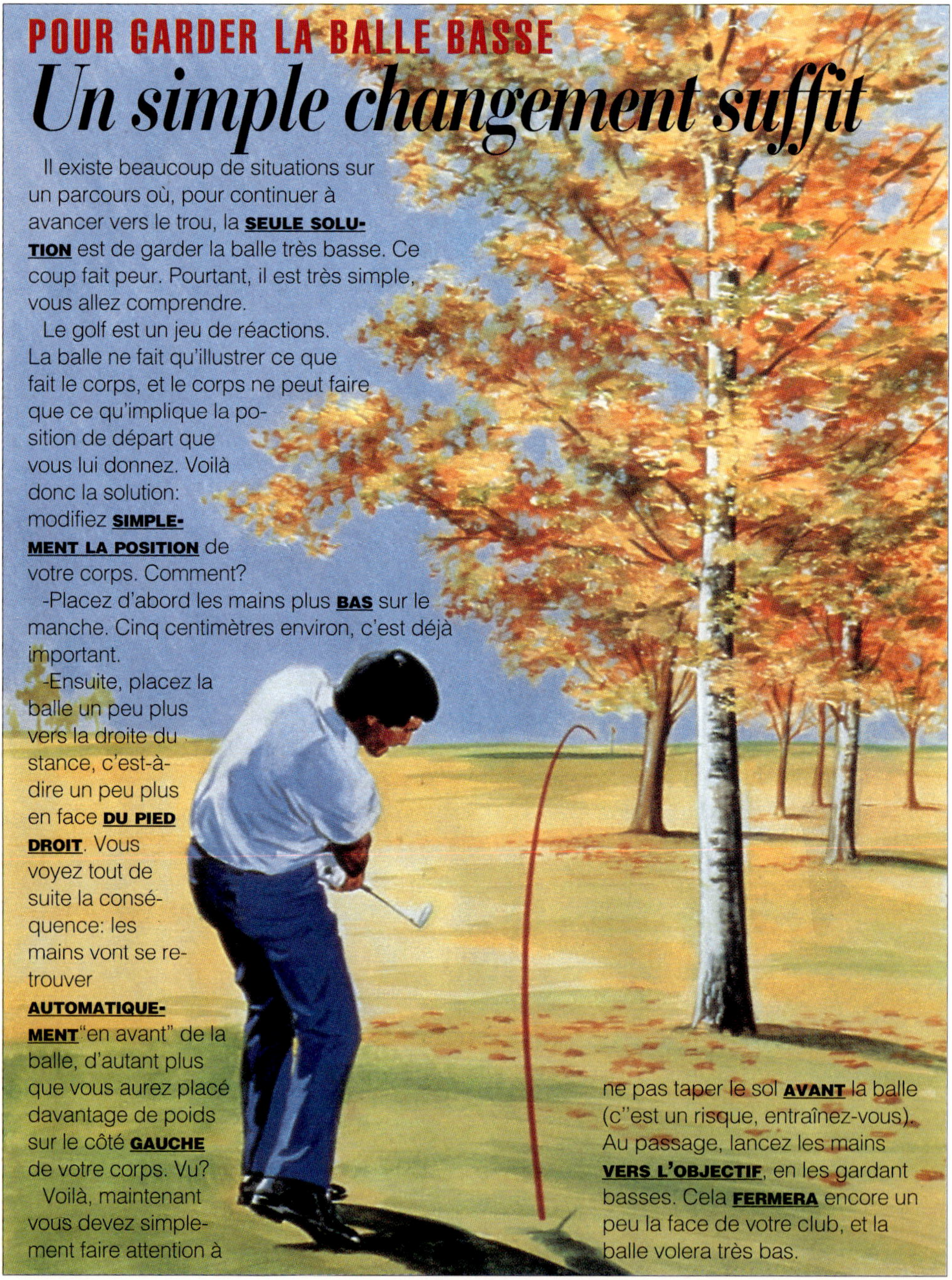

POUR GARDER LA BALLE BASSE

Un simple changement suffit

Il existe beaucoup de situations sur un parcours où, pour continuer à avancer vers le trou, la **SEULE SOLUTION** est de garder la balle très basse. Ce coup fait peur. Pourtant, il est très simple, vous allez comprendre.

Le golf est un jeu de réactions. La balle ne fait qu'illustrer ce que fait le corps, et le corps ne peut faire que ce qu'implique la position de départ que vous lui donnez. Voilà donc la solution: modifiez **SIMPLEMENT LA POSITION** de votre corps. Comment?

-Placez d'abord les mains plus **BAS** sur le manche. Cinq centimètres environ, c'est déjà important.

-Ensuite, placez la balle un peu plus vers la droite du stance, c'est-à-dire un peu plus en face **DU PIED DROIT**. Vous voyez tout de suite la conséquence: les mains vont se retrouver **AUTOMATIQUEMENT**"en avant" de la balle, d'autant plus que vous aurez placé davantage de poids sur le côté **GAUCHE** de votre corps. Vu?

Voilà, maintenant vous devez simplement faire attention à ne pas taper le sol **AVANT** la balle (c''est un risque, entraînez-vous). Au passage, lancez les mains **VERS L'OBJECTIF**, en les gardant basses. Cela **FERMERA** encore un peu la face de votre club, et la balle volera très bas.

LA BALLE EST DANS UN TROU

Dansez un peu le twist !

Ainsi donc, c'est la faute "à pas de chance" ou plus exactement au manque de respect de l'Etiquette d'un autre, et c'est **VOUS** qui en pâtissez: votre balle repose dans un trou, dans le divot laissé là par un joueur précédent et qui n'a pas été rebouché. Inutile de rouspéter: il faut jouer.

Vous êtes encore à 120 mètres du green? Pas de panique. Premier impératif: **DÉTENDEZ-VOUS**, parce que je sais que vous venez de vous énerver.

Maintenant ne modifiez **RIEN** dans votre position, ni dans votre stance.

En revanche, adressez la balle un peu plus **EN FACE DU PIED GAUCHE**. C'est dans l'exécution du coup qu'il faudra apporter quelques modifications.

Montez le club un peu plus sur un plan **EXTÉRIEUR**. Puis à la descente **FAITES GLISSER LES GENOUX** vers l'objectif, un peu comme si vous dansiez le twist. Tout cela est délicat, à peine perceptible à l'oeil.

La conséquence sera que votre club reviendra sur la balle par un plan légèrement extérieur/intérieur, qui lui permet de **COUPER** la balle et de ne pas se bloquer sur le divot.

Attention: la **TRAJECTOIRE** sera modifiée. Ce sera un léger fade (effet vers la droite **EN FIN DE VOL**). Donc modifiez votre alignement en conséquence. Ce n'est pas un coup très facile, je l'avoue. Heureusement il est **RARE**. Mais autant savoir l'exécuter.

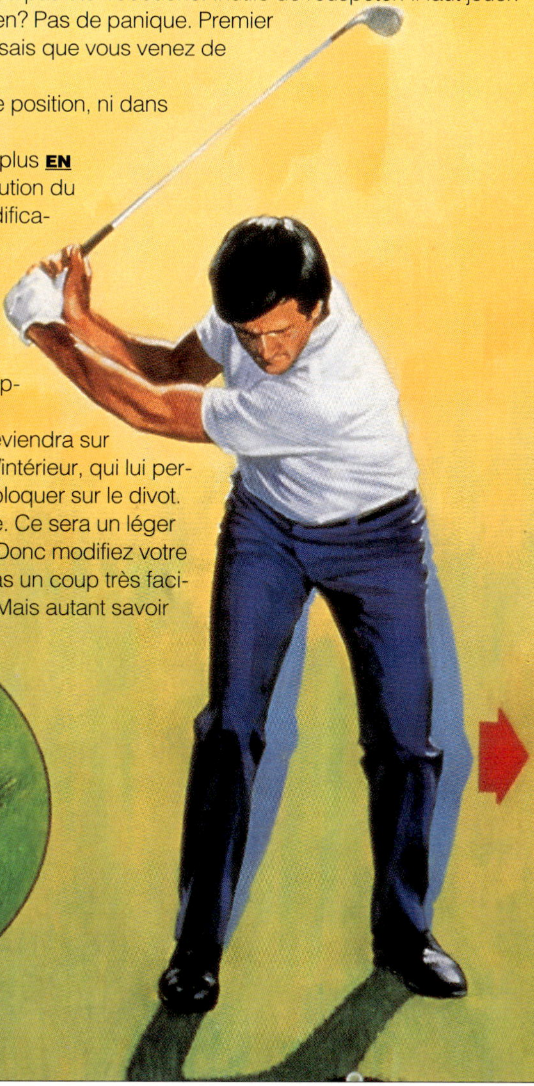

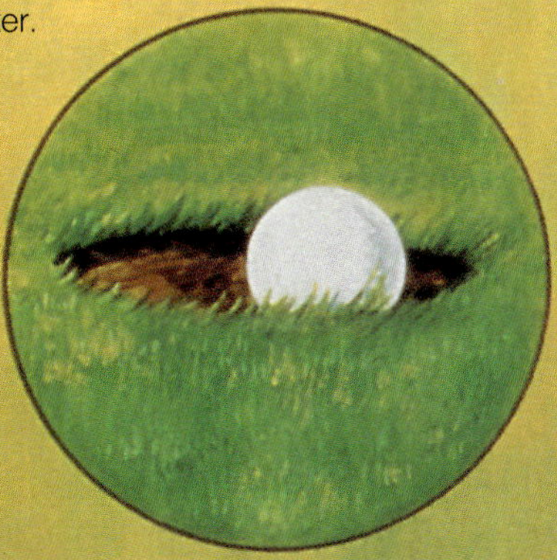

UN SWING DOUX

Soyez humble avec un club de plus

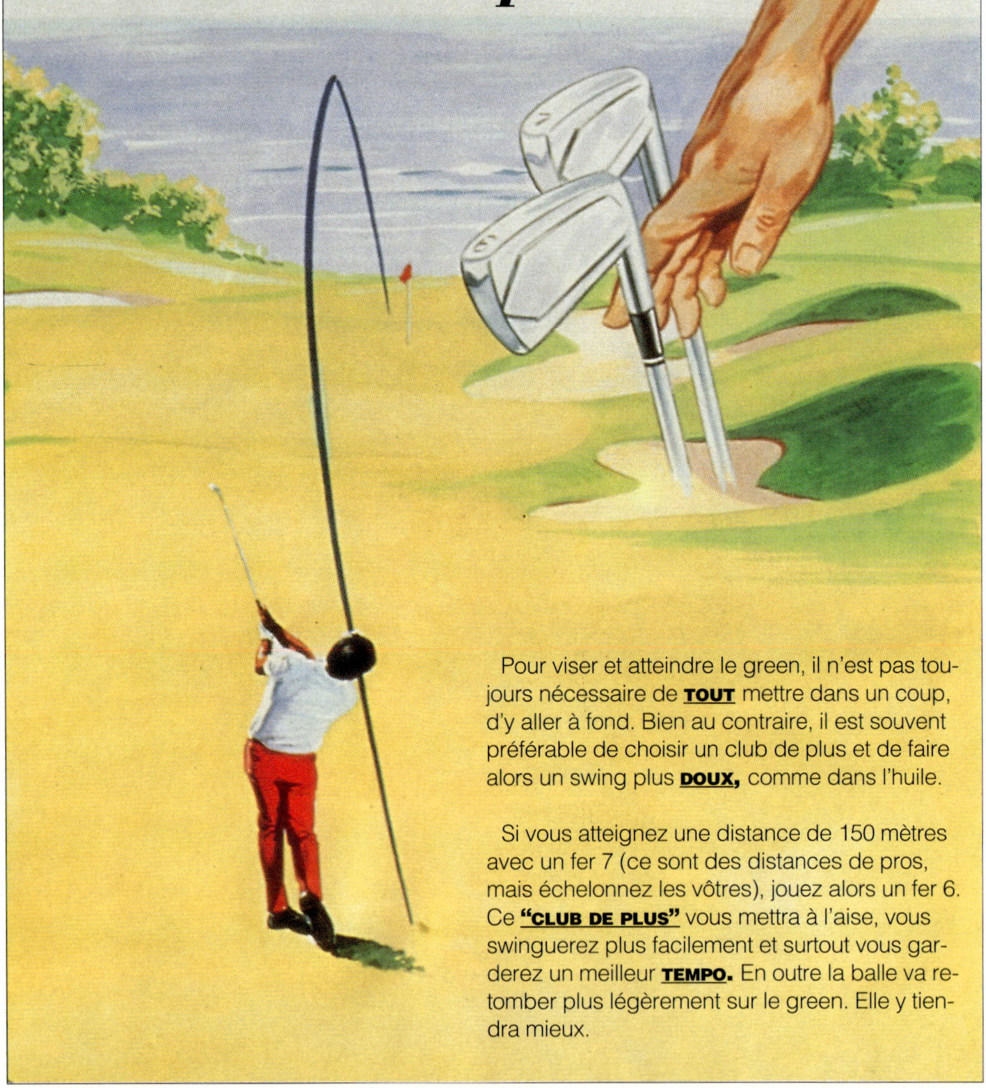

Pour viser et atteindre le green, il n'est pas toujours nécessaire de **TOUT** mettre dans un coup, d'y aller à fond. Bien au contraire, il est souvent préférable de choisir un club de plus et de faire alors un swing plus **DOUX,** comme dans l'huile.

Si vous atteignez une distance de 150 mètres avec un fer 7 (ce sont des distances de pros, mais échelonnez les vôtres), jouez alors un fer 6. Ce **"CLUB DE PLUS"** vous mettra à l'aise, vous swinguerez plus facilement et surtout vous garderez un meilleur **TEMPO.** En outre la balle va retomber plus légèrement sur le green. Elle y tiendra mieux.

STRATÉGIE

Choisissez parfois de jouer court

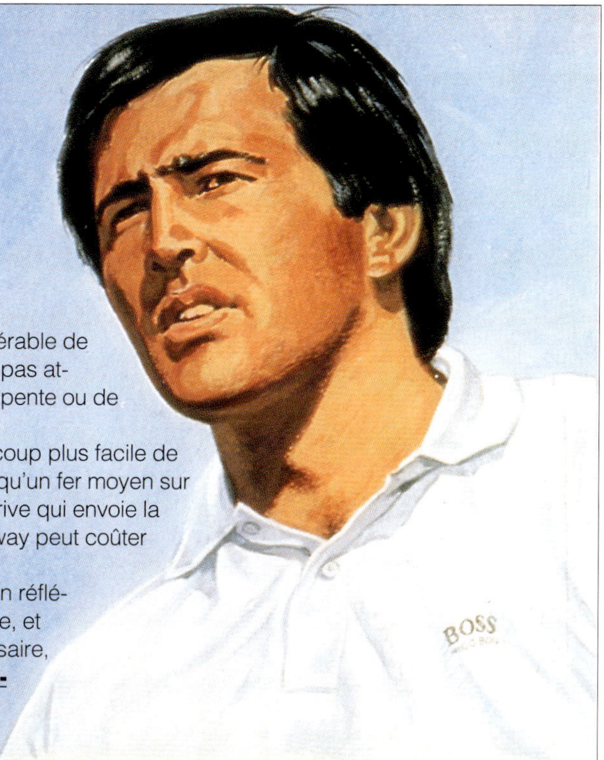

Depuis le départ, il est parfois préférable de jouer volontairement **COURT** pour ne pas atteindre une partie du fairway très en pente ou de mauvaise qualité.

Ensuite, vous verrez qu'il est beaucoup plus facile de jouer un long fer sur un terrain **PLAT** qu'un fer moyen sur un terrain en pente! Même un bon drive qui envoie la balle sur une partie en pente du fairway peut coûter cher ensuite.

Il est toujours payant au golf de bien réfléchir, de construire vraiment son score, et d'être **PATIENT.** Lorsque c'est nécessaire, n'hésitez jamais à jouer les **POURCENTAGES** -c'est-à-dire à mesurer les risques plutôt que les chances.

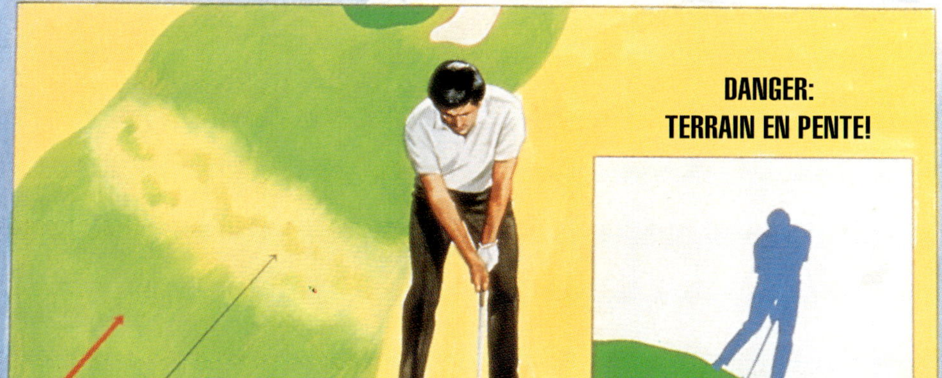

La méthode Ballesteros

4

Le sable et LE GREEN

DANS LES BUNKERS

Vous pouvez faire un "chip"

Si le sable d'un bunker est **HUMIDE** -ceci est primordial pour la suite du coup- vous pouvez choisir de sortir en faisant un "chip", et ce sera dans certains cas le choix idéal du jeu de pourcentage. Une condition impérative: que le rebord du bunker soit **BAS**.

Gardez toujours le corps très **STABLE**, et faites passer la tête du club **TRES PRES DU SOL**. En effet le plus léger mouvement **LATÉRAL** du corps (le sway) peut vous faire frapper le sable **AVANT** la balle -et soyez certains que cette dernière restera alors dans le bunker.

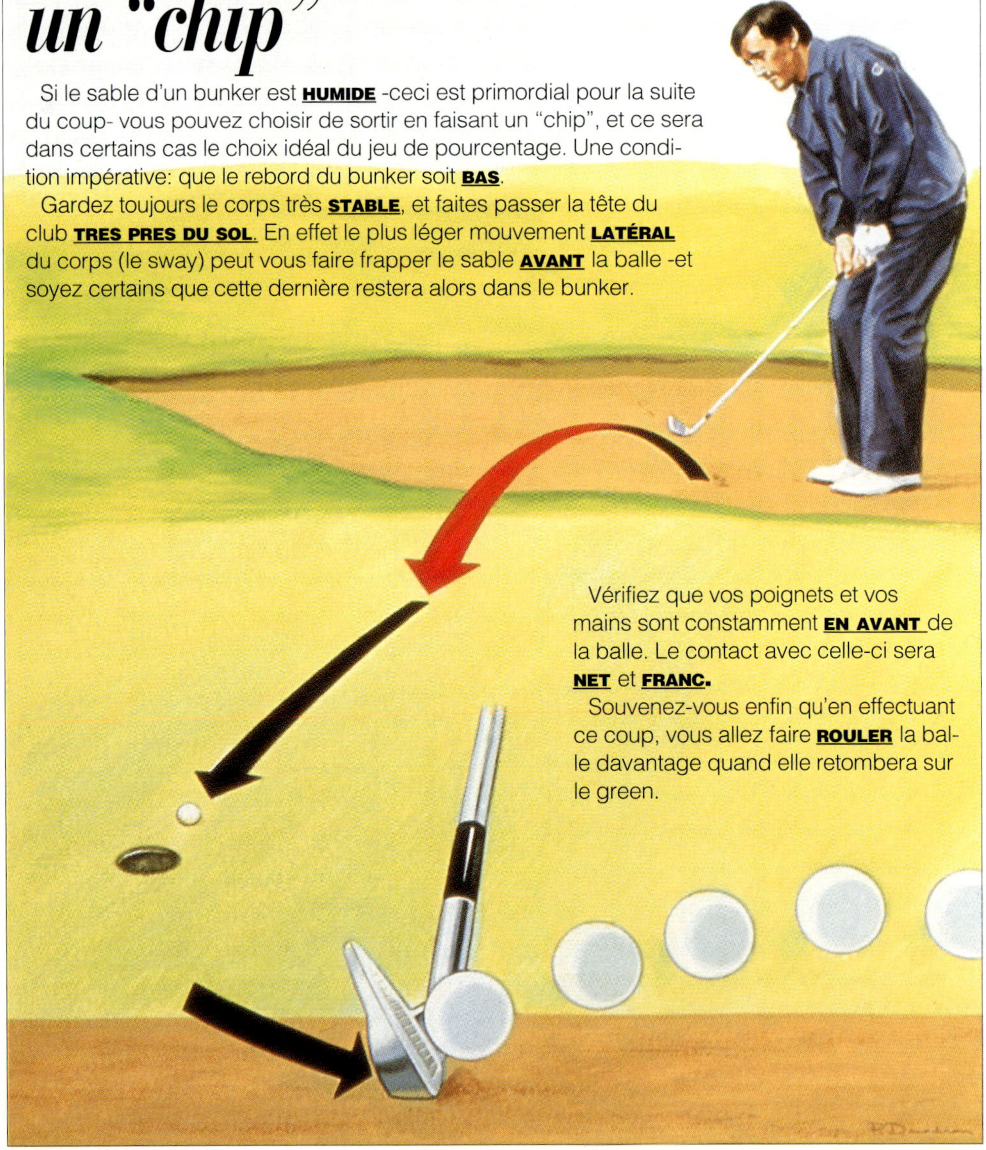

Vérifiez que vos poignets et vos mains sont constamment **EN AVANT** de la balle. Le contact avec celle-ci sera **NET** et **FRANC**.

Souvenez-vous enfin qu'en effectuant ce coup, vous allez faire **ROULER** la balle davantage quand elle retombera sur le green.

DANS LES BUNKERS

On s'aligne et on tape avant

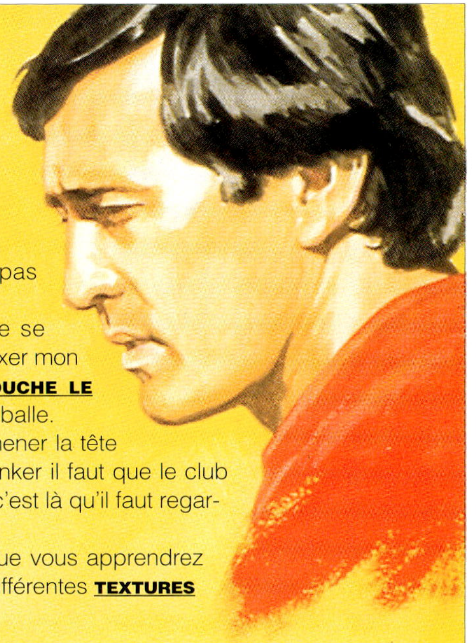

Il y a un endroit sur un parcours où il ne faut pas s'occuper de la **BALLE,** c'est dans un bunker!

De nombreux golfeurs commettent la faute de se concentrer sur la balle. Ma méthode est plutôt de fixer mon regard sur le point où je veux que mon club **TOUCHE LE SABLE** dans quelques secondes. Or c'est **AVANT** la balle.

Il est tout de même beaucoup plus facile de ramener la tête du club là où vous regardez, non? Or dans un bunker il faut que le club pénètre dans le sable en arrière de la balle. Donc c'est là qu'il faut regarder et **S'ALIGNER.**

Bien entendu, ce n'est que par l'entraînement que vous apprendrez où se situe exactement ce point, en fonction des différentes **TEXTURES** de sable et de la façon dont la **BALLE Y REPOSE.**

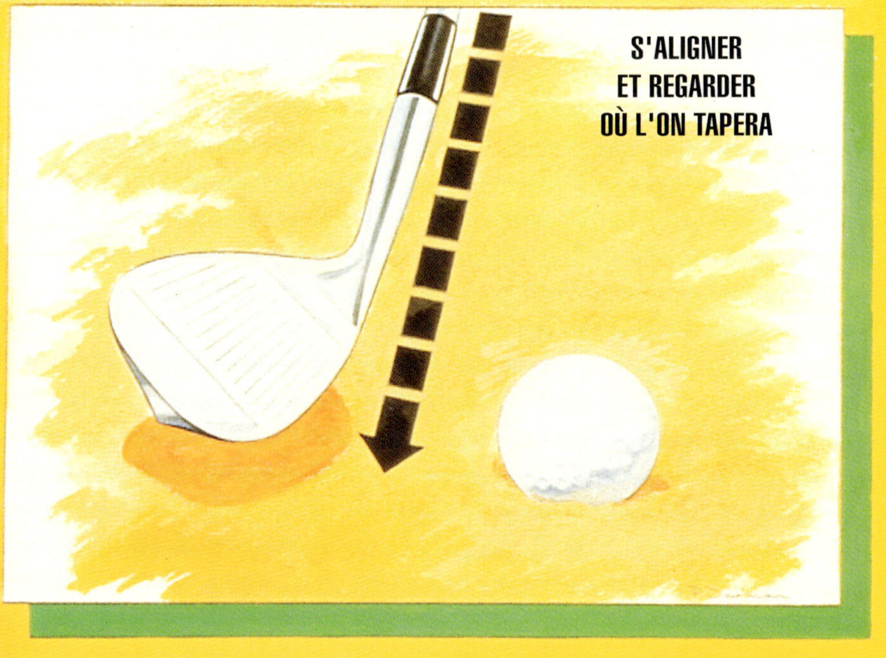

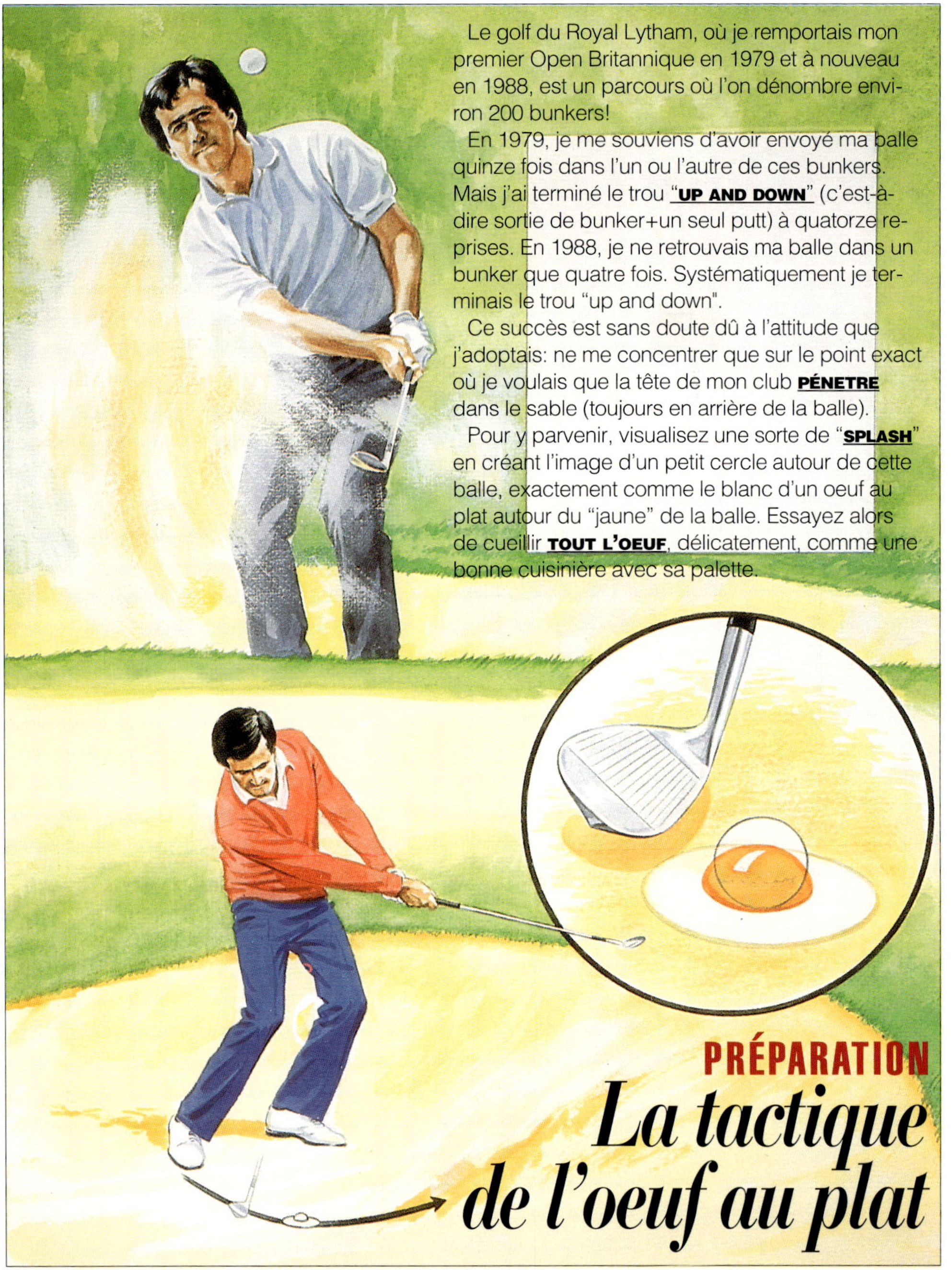

Le golf du Royal Lytham, où je remportais mon premier Open Britannique en 1979 et à nouveau en 1988, est un parcours où l'on dénombre environ 200 bunkers!

En 1979, je me souviens d'avoir envoyé ma balle quinze fois dans l'un ou l'autre de ces bunkers. Mais j'ai terminé le trou "**UP AND DOWN**" (c'est-à-dire sortie de bunker+un seul putt) à quatorze reprises. En 1988, je ne retrouvais ma balle dans un bunker que quatre fois. Systématiquement je terminais le trou "up and down".

Ce succès est sans doute dû à l'attitude que j'adoptais: ne me concentrer que sur le point exact où je voulais que la tête de mon club **PÉNETRE** dans le sable (toujours en arrière de la balle).

Pour y parvenir, visualisez une sorte de "**SPLASH**" en créant l'image d'un petit cercle autour de cette balle, exactement comme le blanc d'un oeuf au plat autour du "jaune" de la balle. Essayez alors de cueillir **TOUT L'OEUF**, délicatement, comme une bonne cuisinière avec sa palette.

PRÉPARATION

La tactique de l'oeuf au plat

SORTIR FACILE

Balle enfoncée: préférez le pitching-wedge

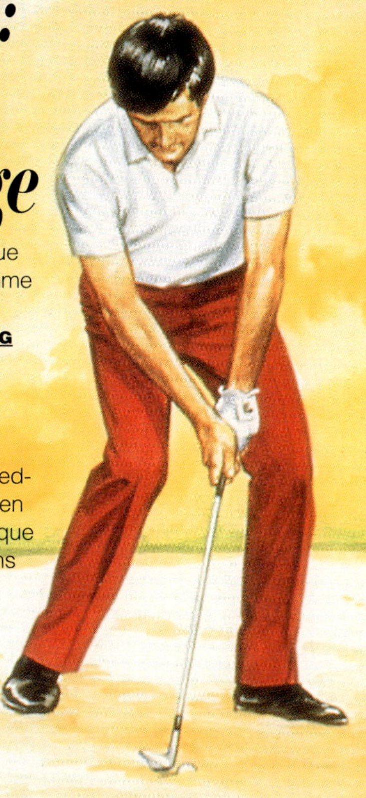

Le sand-wedge est normalement le club que l'on choisit pour jouer dans les bunkers, comme son nom l'indique (sand = sable). Mais dans certains cas il vaut mieux préférer le **PITCHING WEDGE**. En particulier lorsque la balle est **ENFONCÉE** dans le sable, presque enterrée (on dit: une balle "pluggée").

La raison de ce choix est que le pitching wedge n'a pas de rebond de son socle, comme en possède le sand-wedge. Cela signifie donc que l'arête du club va pénétrer **DIRECTEMENT** dans le sable et bien s'y enfoncer. Elle passera facilement **SOUS** la balle -tandis que le sand-wedge est dessiné pour découper plus délicatement le sable, en pénétrant sur un plan beaucoup plus plat.

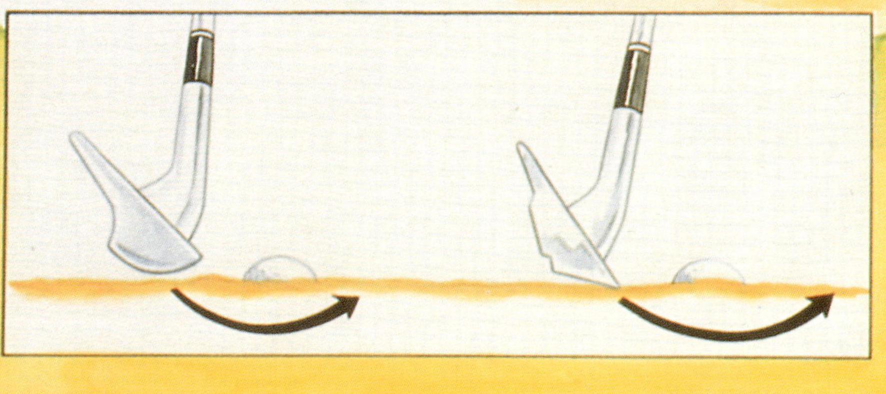

DANS LE SABLE HUMIDE

Creusez votre trou pour sortir

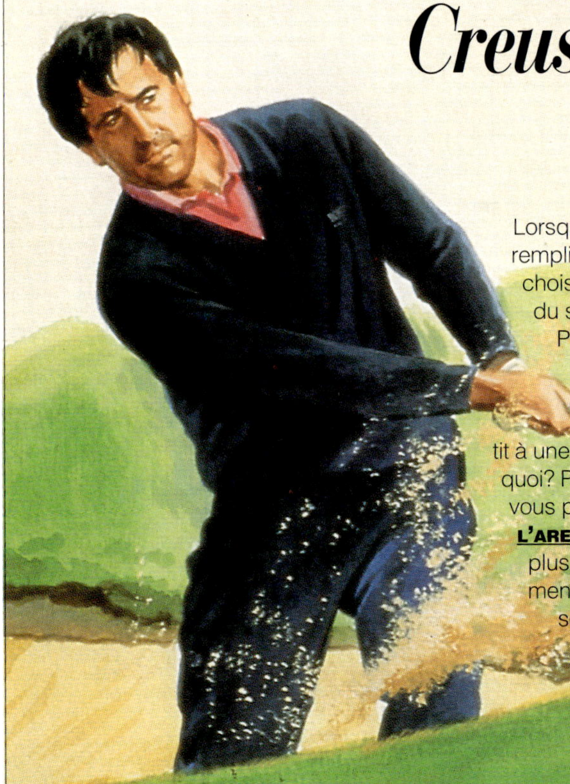

Lorsque je retrouve ma balle dans un bunker rempli de sable **HUMIDE** et **DENSE,** je préfère choisir de jouer le **PITCHING-WEDGE** au lieu du sand-wedge.

Placez vos mains nettement **EN AVANT** de la balle, et adressez la balle par la **POINTE** du wedge. Cela aboutit à une sorte de fermeture de la face. Pourquoi? Parce que ces deux ajustements vont vous permettre d'attaquer le sable avec **L'ARETE ANTÉRIEURE** du club et sur un angle plus **DIRECT.** Ainsi la face du club va vraiment **CREUSER** le sable et en extraire la balle sèchement.

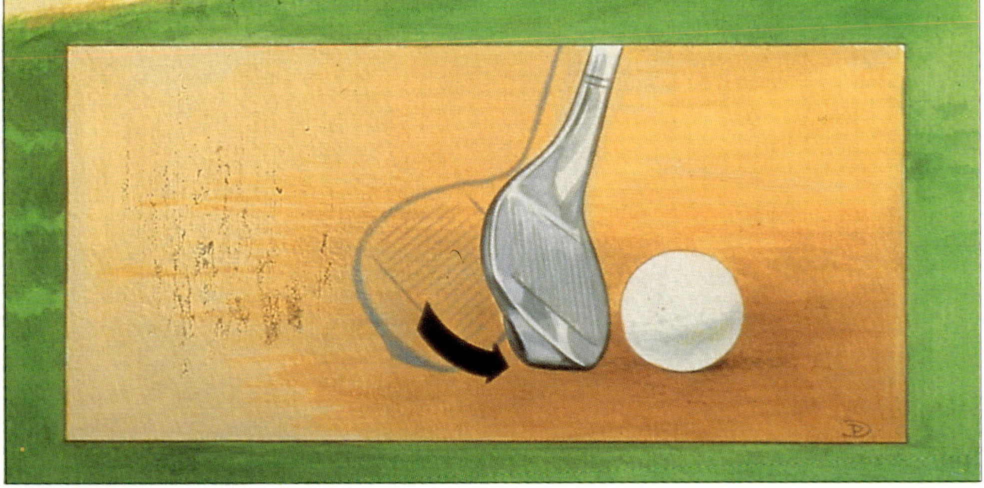

AU-DESSUS DE L'OBSTACLE

Pour un coup en douceur, ouvrez la face

Dans la situation très fréquente d'envoyer une balle **EN DOUCEUR,** au dessus d'un bunker par exemple, j'essaye toujours cette technique:

-Prendre le club plus **BAS** sur le manche, d'environ 2 ou 3 centimètres.

-Adopter un stance **OUVERT,** c'est-à-dire en plaçant le pied gauche un peu en retrait de la ligne.

-Enfin ouvrir la **FACE** du club.

Ensuite j'effectue un demi-swing, et **J'ACCÉLERE** franchement la tête du club au passage, dans la zone d'impact. Cela va provoquer une trajectoire tout de suite très haute, et plutôt **MOLLE**. La balle va retomber en **DOUCEUR** sur le green, sans rouler. C'est un coup idéal quand on doit s'approcher d'un drapeau qui est tout près du bord.

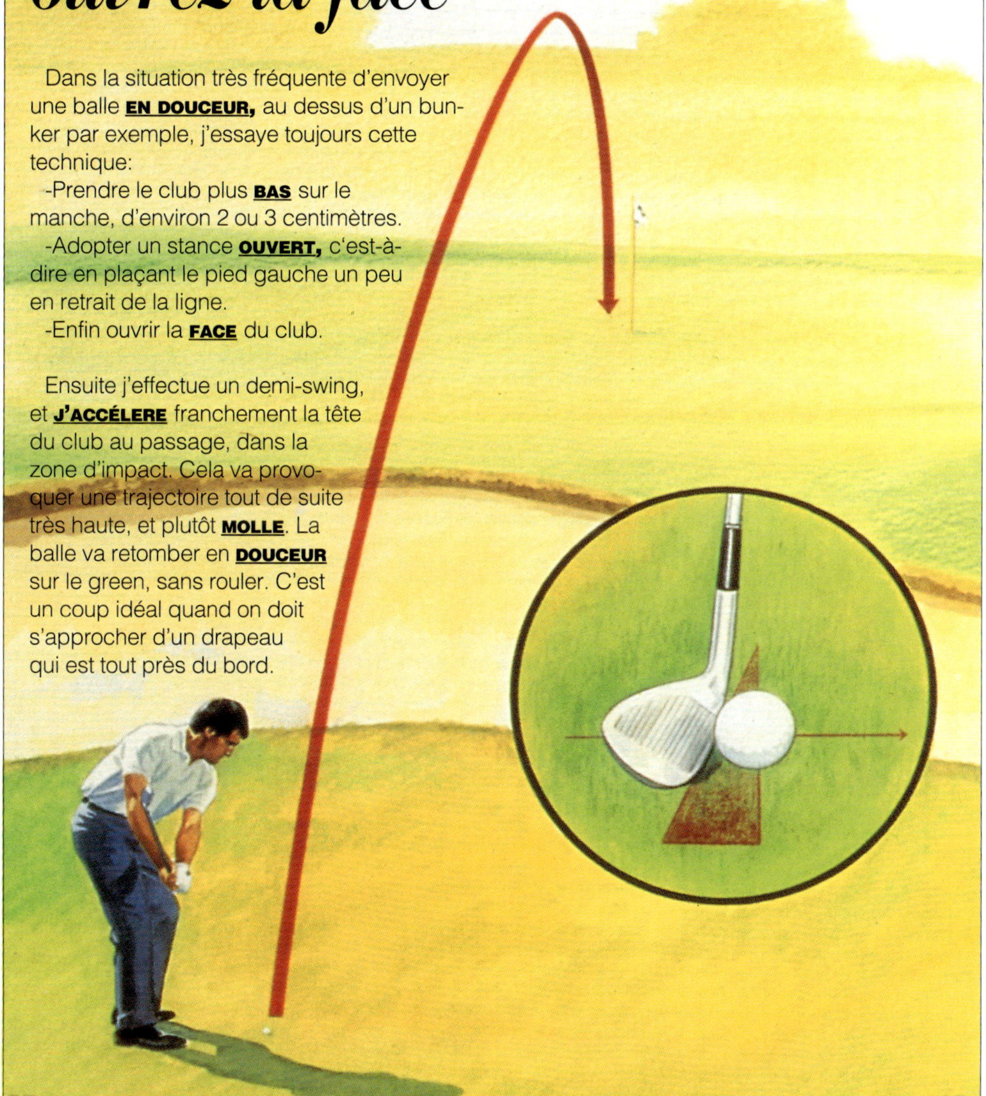

UN COUP À TOUT FAIRE

Le long-rebond-qui-roule

Dans la panoplie des coups utiles, je choisis le “pitch and run” (le rebond-qui-roule, si vous voulez) entre une distance qui va de 10 mètres à 70 mètres.

En général j’utilise le **WEDGE,** mais si je suis à une distance entre 45 et 70 m, je préfère le **FER 8**.

Pour ces longs coups roulés, adressez la balle exactement au **MILIEU** des pieds, et faites un arc de swing plus **PLAT,** plus près du sol. Cela facilitera le mouvement de l’avant-bras droit, qui va **ROULER** sur le gauche à l’impact. Notez d’ailleurs que ce mouvement donnera à la balle un léger effet de rotation **DROITE/GAUCHE** sur elle-même. Ainsi la trajectoire de la balle sera plus **FERME,** elle tiendra mieux la ligne vers laquelle vous l’envoyez.

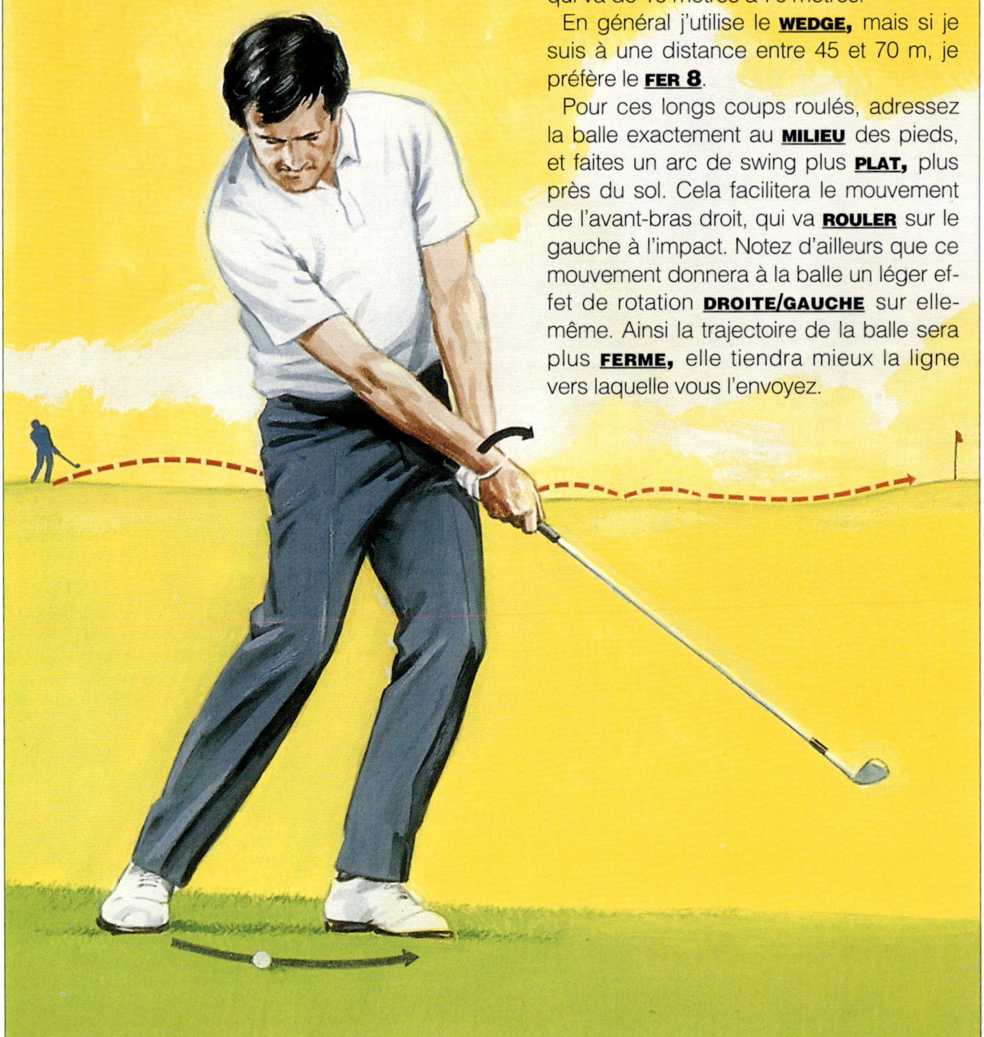

AUTOUR DES GREENS

Variez le roulement de la balle

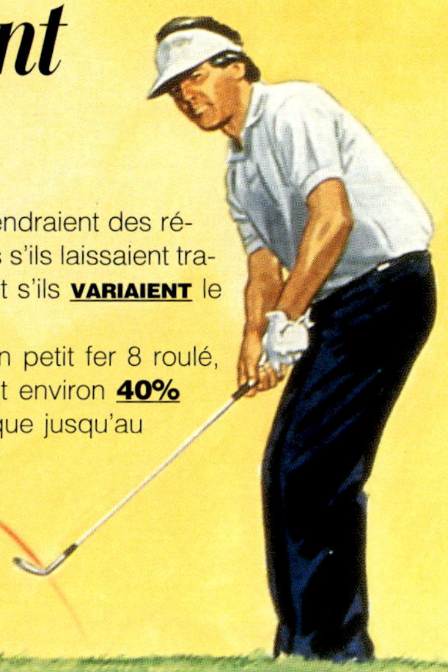

Je suis persuadé que les golfeurs obtiendraient des résultats plus **RÉGULIERS** autour des greens s'ils laissaient travailler leurs clubs à leur place! Et surtout s'ils **VARIAIENT** le choix de ces clubs.

-Par exemple, je sais que si je joue un petit fer 8 roulé, sans poignets, la balle va voler pendant environ **40%** de sa trajectoire totale, puis rouler presque jusqu'au drapeau.

Faites-en autant, variez les clubs, et étudiez bien avec **CHACUN** d'entre eux le vol de la balle, sa distance en l'air et sa distance de roulement au sol. Vous pourrez ainsi passer par-dessus tous les petits obstacles autour des greens, et calculer avec précision votre coup, suivant la **DISTANCE** qui vous sépare du drapeau.

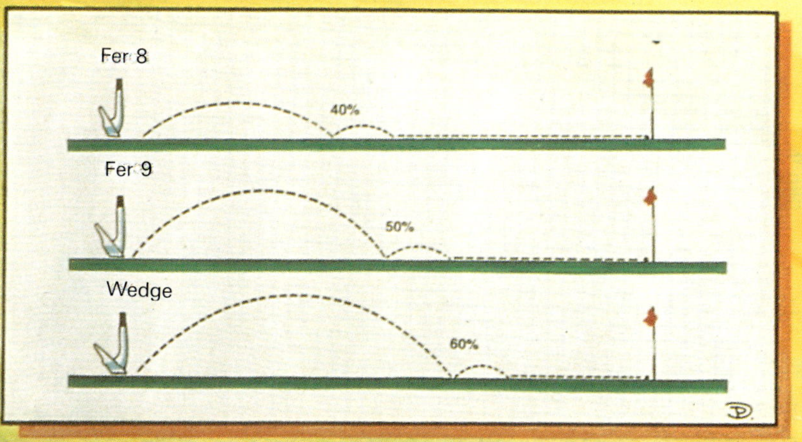

L'UN DES COUPS LES PLUS DIFFICILES

La petite sortie de rough près du drapeau

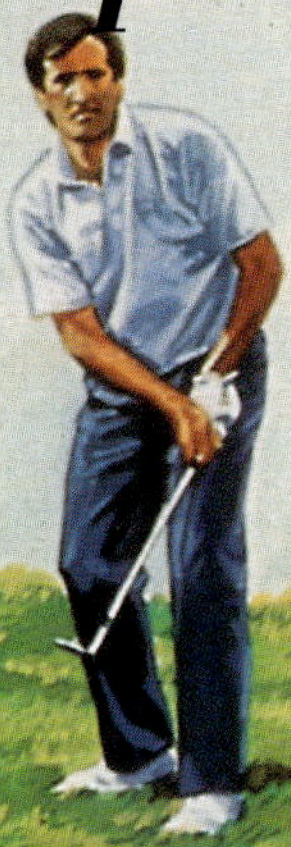

L'un des coups de golf les plus difficiles est de sortir d'une bande de rough dense **VERS UN DRAPEAU QUI EST PROCHE**. Les plus grands champions craignent eux aussi ce coup. Voici la solution: si vous imaginez que vous jouez en réalité **DANS LE SABLE**, vous allez éliminer toutes les peurs que vous ressentez.

Par conséquent, prenez votre **SAND-WEDGE**.

Puis **OUVREZ** un peu la face du club, mettez-vous en position comme pour une sortie de bunker en explosion, comme si vous étiez dans un bunker qui borde le green et pas dans une bordure de rough.

Vous savez comment on sort du sable “en explosion”? Il s'agit de toucher le sol (le sable) trois ou quatre centimètres avant la balle. Faites de même dans ce rough: à la descente, concentrez-vous sur le fait de **TOUCHER L'HERBE DENSE TROIS OU QUATRE CENTIMETRES DERRIERE LA BALLE**. C'est votre main **DROITE** qui guidera le contrôle du club.

Cette astuce provoque un vol de balle qui fuse (le pire est de rester bloqué dans le rough -cela nous arrive aussi!) puis qui va **DOUCEMENT** atterrir sur le green et ne pas trop rouler, car le drapeau, souvenez-vous, est tout proche.

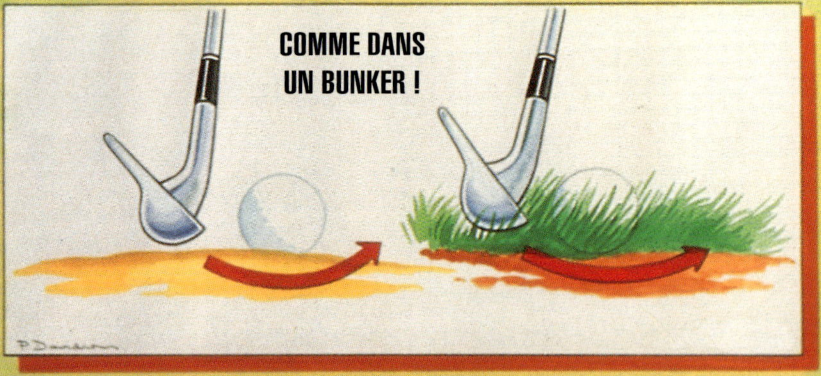

PETIT COUP ROULÉ

Evitez de tourner les poignets

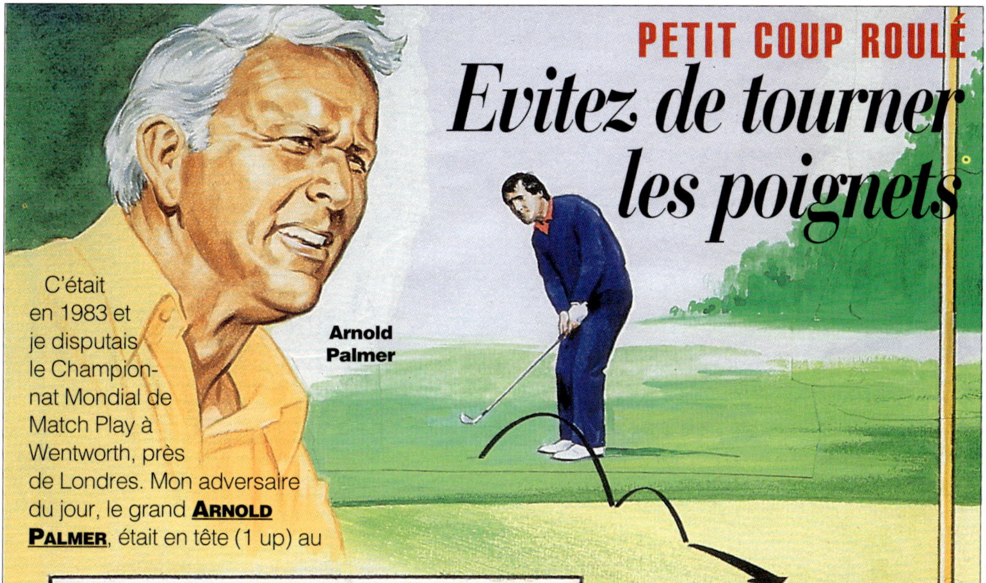

C'était en 1983 et je disputais le Championnat Mondial de Match Play à Wentworth, près de Londres. Mon adversaire du jour, le grand **ARNOLD PALMER**, était en tête (1 up) au départ du 18ème trou. Parvenu près du green, je visualisais "dans le trou" un petit coup de fer 8 roulé, qui me restait à faire. Je l'effectuais, et c'est ce qui se passa: la balle entra directement! Je signais un eagle, forçais Palmer au play-off, que je gagnais.

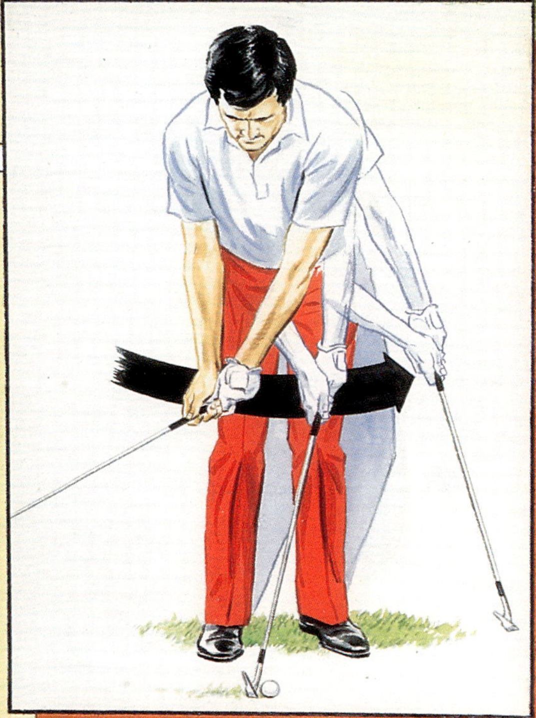

Comment avais-je joué? Comme pour tous ces coups roulés et "volontaires", j'adopte un mouvement dont j'élimine totalement **L'ACTION DES POIGNETS**. Il est en effet plus facile de contrôler ces coups avec les bras et les épaules qu'avec les mains.

Je prends le club **FERMEMENT,** dans les **DEUX** mains afin d'éviter tout relâchement, et toute action des poignets qui enverrait la balle trop haute et avec trop d'effet-arrière. Moins la tête du club s'éloigne du sol, plus le contact avec la balle sera **SOLIDE.**

COMME SUR UN TEE

Sortez net du rough

Lorsque vous retrouvez votre balle dans un rough épais au-dessus du green, par exemple sur un monticule ou une petite dune, soyez prudent. En effet la tendance **IMMÉDIATE** est de vouloir passer **SOUS** la balle. Mais alors, immanquablement, la trajectoire de cette balle est très **HAUTE,** et elle s'arrête toujours trop **COURT** par rapport à l'objectif.

En réalité, il faut faire le contraire. C'est la méthode que j'emploie lorsque je me trouve dans cette situation. J'effectue un swing **COURT** et **COMPACT,** et je m'efforce de prendre la balle **TRES NETTEMENT** ("clean" dirait-on si l'on était dans un bunker), là où elle repose **SUR LE HAUT DU ROUGH.** En somme je me sers de ce rough épais comme d'un tee!

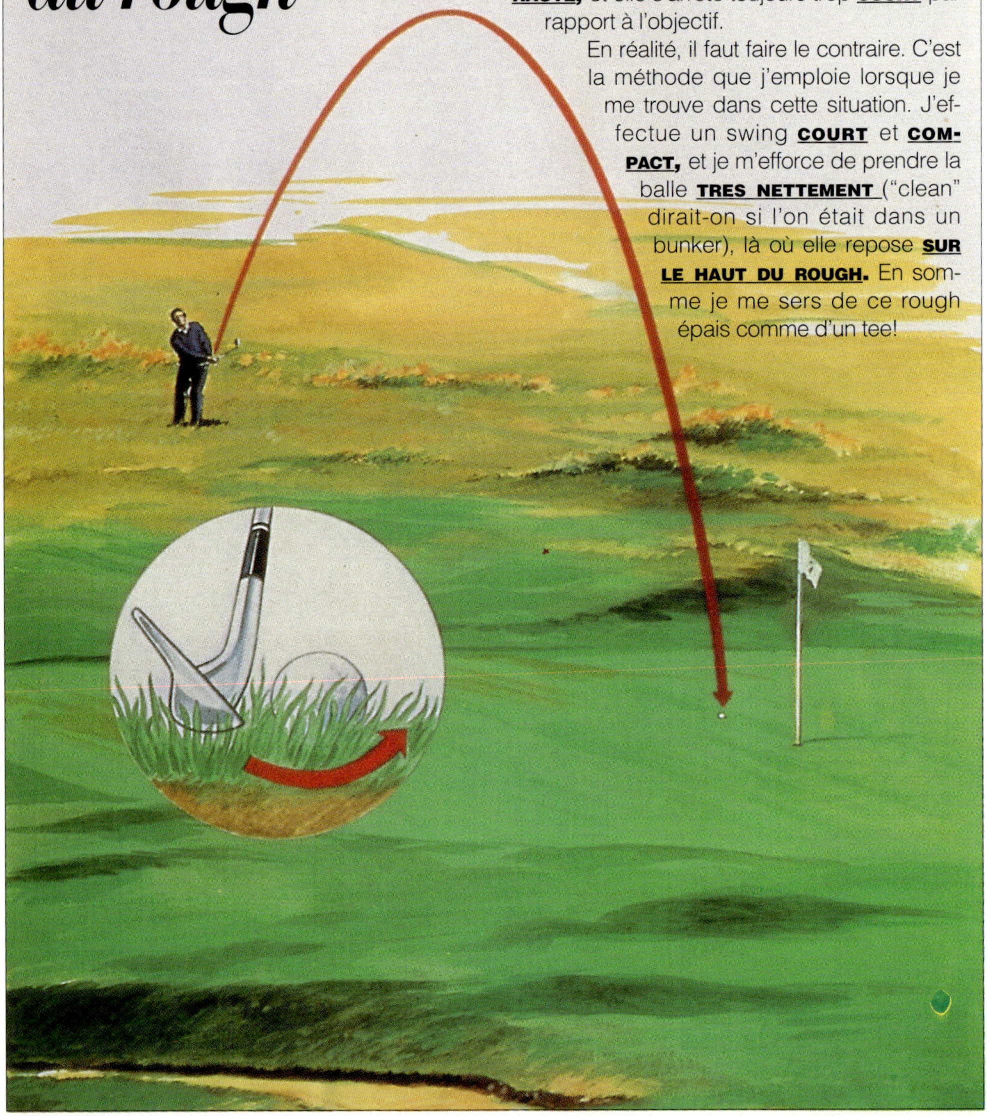

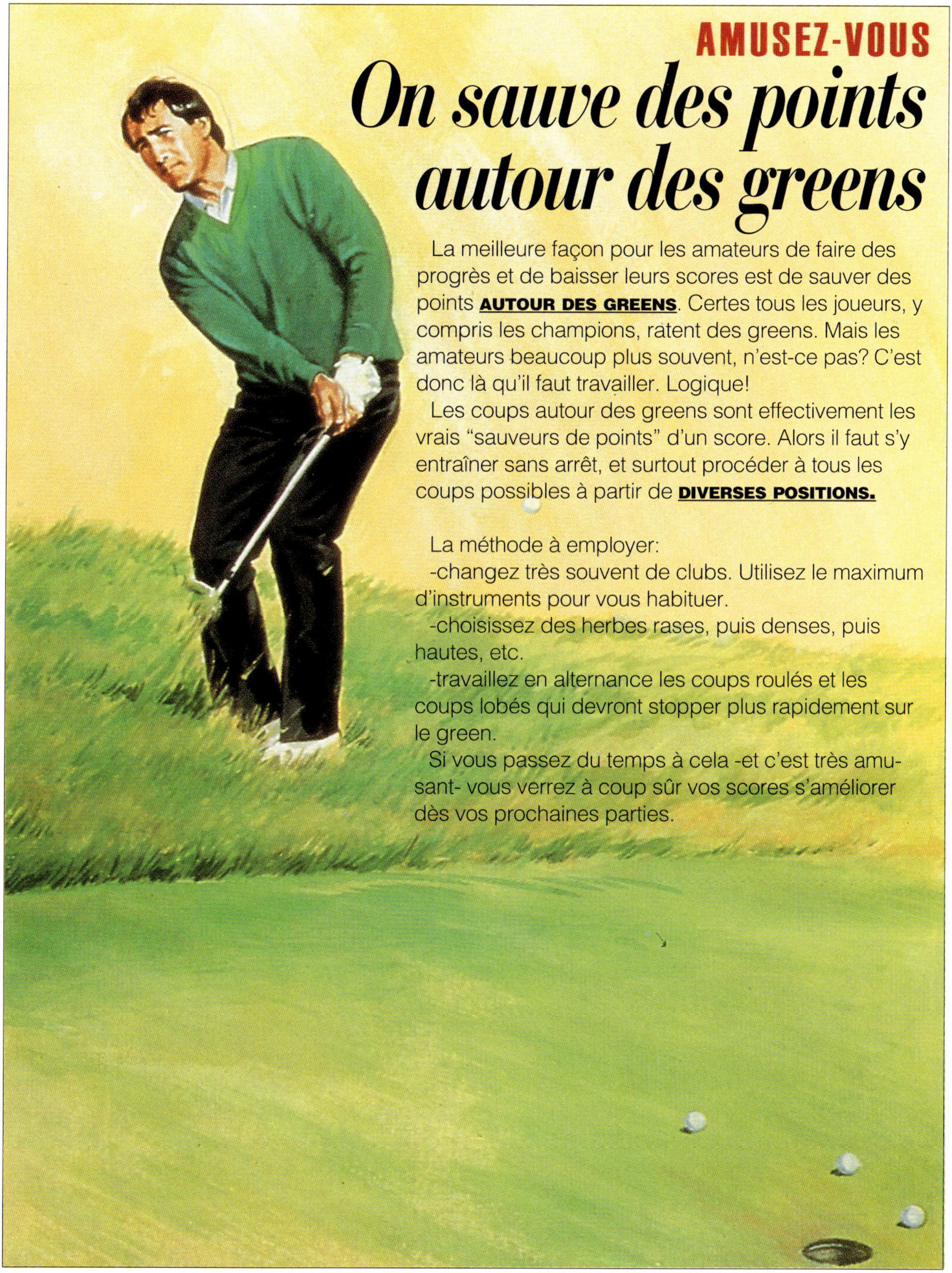

AMUSEZ-VOUS

On sauve des points autour des greens

La meilleure façon pour les amateurs de faire des progrès et de baisser leurs scores est de sauver des points **AUTOUR DES GREENS**. Certes tous les joueurs, y compris les champions, ratent des greens. Mais les amateurs beaucoup plus souvent, n'est-ce pas? C'est donc là qu'il faut travailler. Logique!

Les coups autour des greens sont effectivement les vrais "sauveurs de points" d'un score. Alors il faut s'y entraîner sans arrêt, et surtout procéder à tous les coups possibles à partir de **DIVERSES POSITIONS.**

La méthode à employer:

-changez très souvent de clubs. Utilisez le maximum d'instruments pour vous habituer.

-choisissez des herbes rases, puis denses, puis hautes, etc.

-travaillez en alternance les coups roulés et les coups lobés qui devront stopper plus rapidement sur le green.

Si vous passez du temps à cela -et c'est très amusant- vous verrez à coup sûr vos scores s'améliorer dès vos prochaines parties.

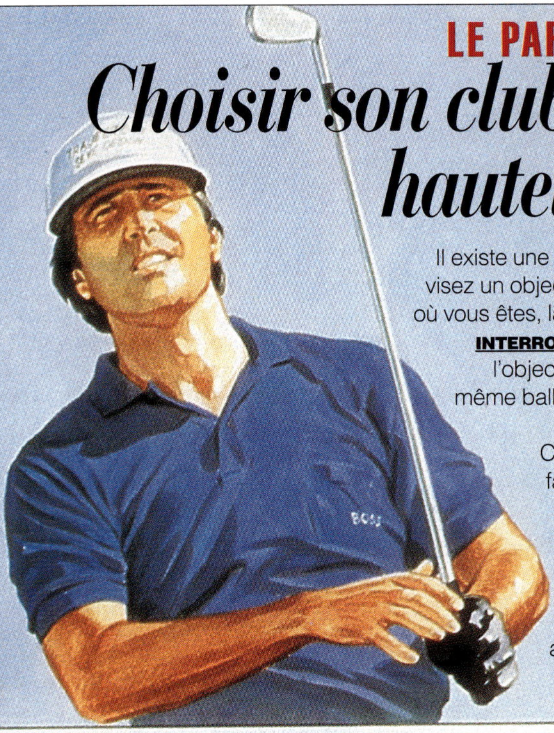

LE PARCOURS COMMANDE

Choisir son club suivant la hauteur du green

Il existe une règle évidente de physique: si vous visez un objectif **SURÉLEVÉ** par rapport au niveau où vous êtes, la trajectoire de la balle sera comme **INTERROMPUE** par cet objectif. A l'inverse, si l'objectif est **PLUS BAS** que votre niveau, la même balle va donc rester plus longtemps en l'air, et ira donc **PLUS LOIN.**

Comment traduire cela en golf? C'est facile, appliquez une règle générale:

-prenez **UN CLUB DE PLUS** (fer 5 au lieu de fer 6 par exemple) si vous devez envoyer votre balle sur un green surélevé.

-prenez **UN CLUB DE MOINS** (fer 5 au lieu de fer 4 par exemple) si vous visez un green en contrebas.

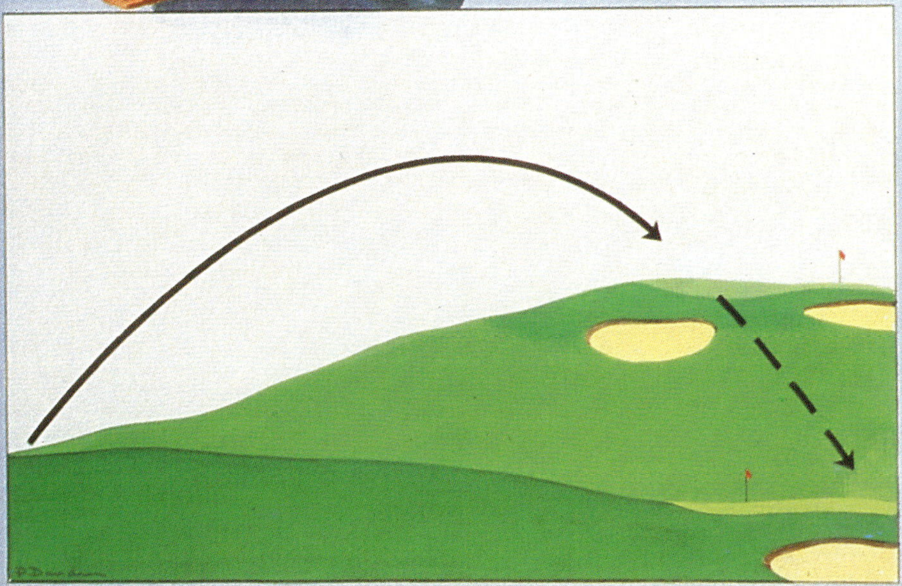

SOYEZ PRUDENTS!

Les fusées du rough: changez de club

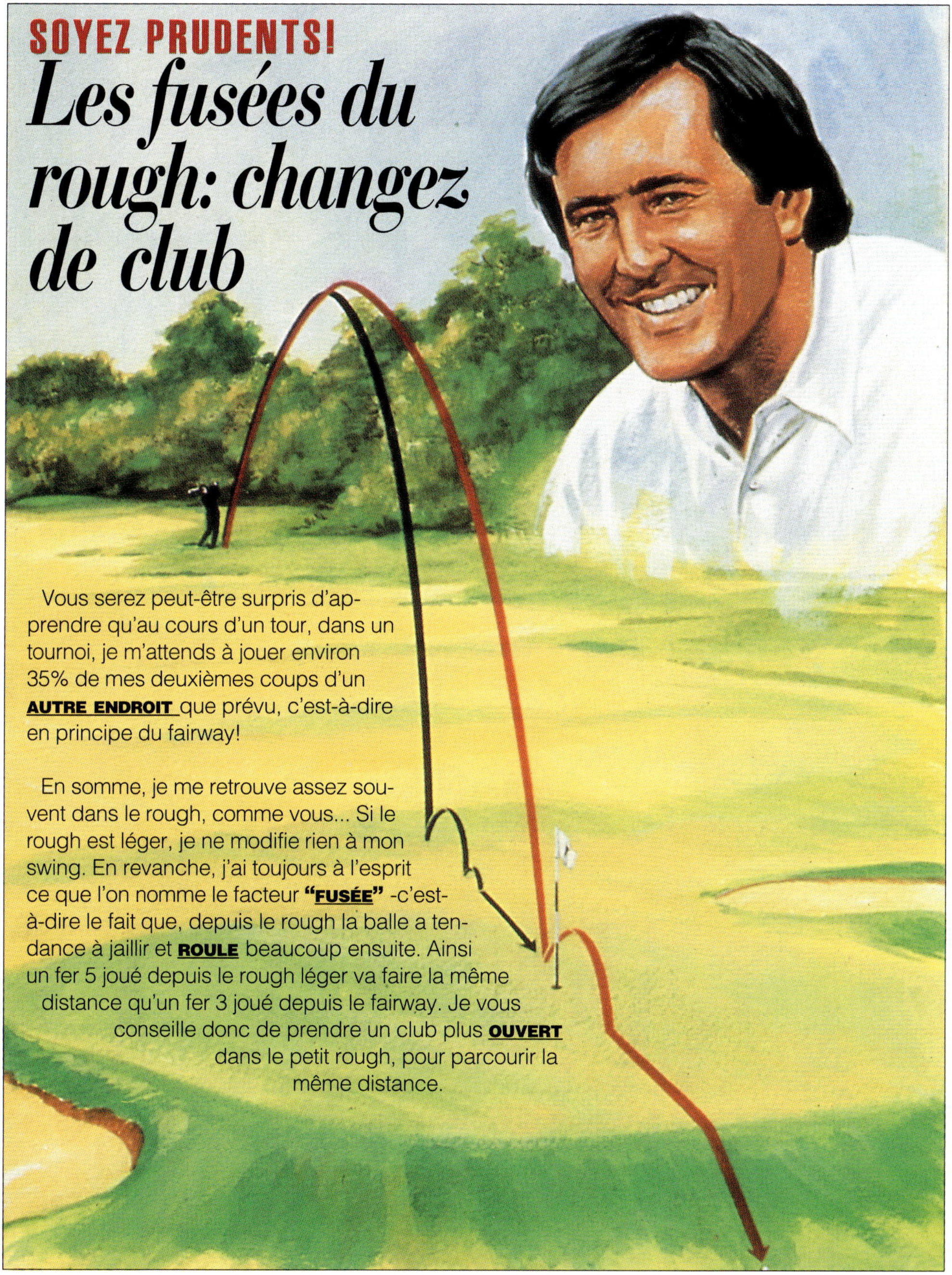

Vous serez peut-être surpris d'apprendre qu'au cours d'un tour, dans un tournoi, je m'attends à jouer environ 35% de mes deuxièmes coups d'un **AUTRE ENDROIT** que prévu, c'est-à-dire en principe du fairway!

En somme, je me retrouve assez souvent dans le rough, comme vous... Si le rough est léger, je ne modifie rien à mon swing. En revanche, j'ai toujours à l'esprit ce que l'on nomme le facteur **"FUSÉE"** -c'est-à-dire le fait que, depuis le rough la balle a tendance à jaillir et **ROULE** beaucoup ensuite. Ainsi un fer 5 joué depuis le rough léger va faire la même distance qu'un fer 3 joué depuis le fairway. Je vous conseille donc de prendre un club plus **OUVERT** dans le petit rough, pour parcourir la même distance.

5

Enfin sur LE GREEN

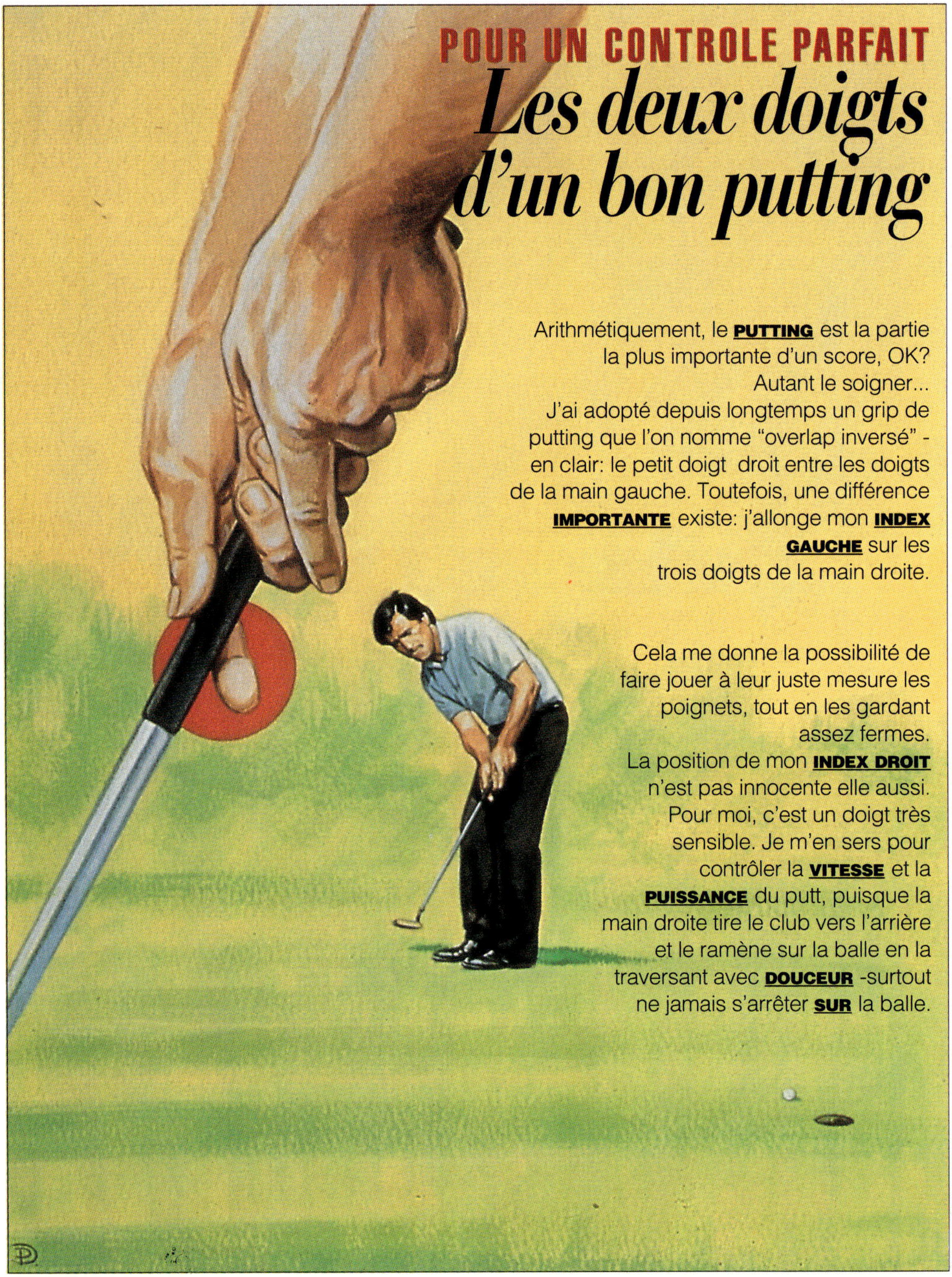

POUR UN CONTROLE PARFAIT

Les deux doigts d'un bon putting

Arithmétiquement, le **PUTTING** est la partie la plus importante d'un score, OK? Autant le soigner... J'ai adopté depuis longtemps un grip de putting que l'on nomme "overlap inversé" - en clair: le petit doigt droit entre les doigts de la main gauche. Toutefois, une différence **IMPORTANTE** existe: j'allonge mon **INDEX GAUCHE** sur les trois doigts de la main droite.

Cela me donne la possibilité de faire jouer à leur juste mesure les poignets, tout en les gardant assez fermes. La position de mon **INDEX DROIT** n'est pas innocente elle aussi. Pour moi, c'est un doigt très sensible. Je m'en sers pour contrôler la **VITESSE** et la **PUISSANCE** du putt, puisque la main droite tire le club vers l'arrière et le ramène sur la balle en la traversant avec **DOUCEUR** -surtout ne jamais s'arrêter **SUR** la balle.

C'EST UNE OBLIGATION :

Un grip face-à-face qui devient naturel

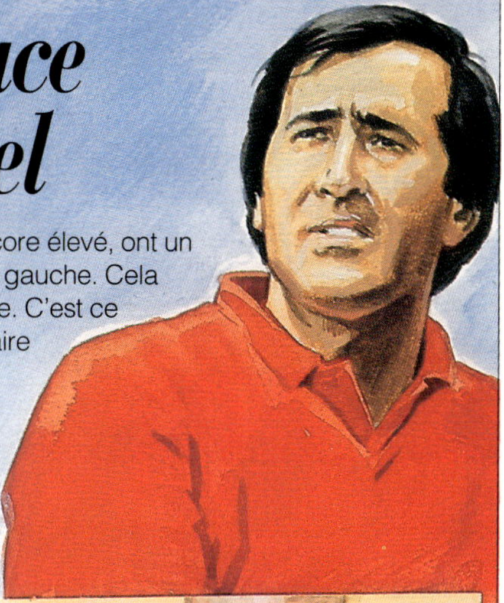

De nombreux joueurs débutants, ou de handicap encore élevé, ont un grip qui fait apparaître les quatre phalanges de la main gauche. Cela oblige la main droite à être trop **EN DESSOUS** du manche. C'est ce que l'on nomme le "grip fort", mais il est reconnu que faire des coups avec régularité est très difficile avec un tel grip.

En revanche, si vous adoptez un grip correct -on voit **DEUX** phalanges à chaque main- il vous sera soudain beaucoup plus facile de ramener les mains square, jusqu'à ce que cette position correcte du grip vous semble tout à fait **NATURELLE.** Même si cela est difficile au début, persistez: les bénéfices que vous en tirerez seront sans prix!

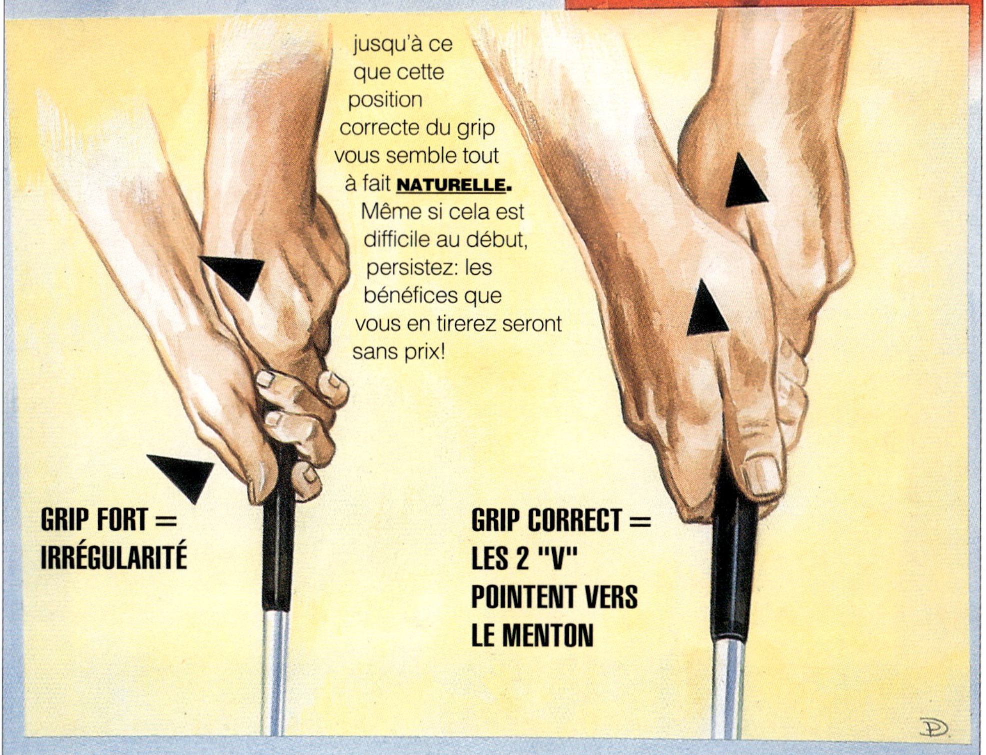

SANS TENSION

Au putting choisissez un plan intérieur

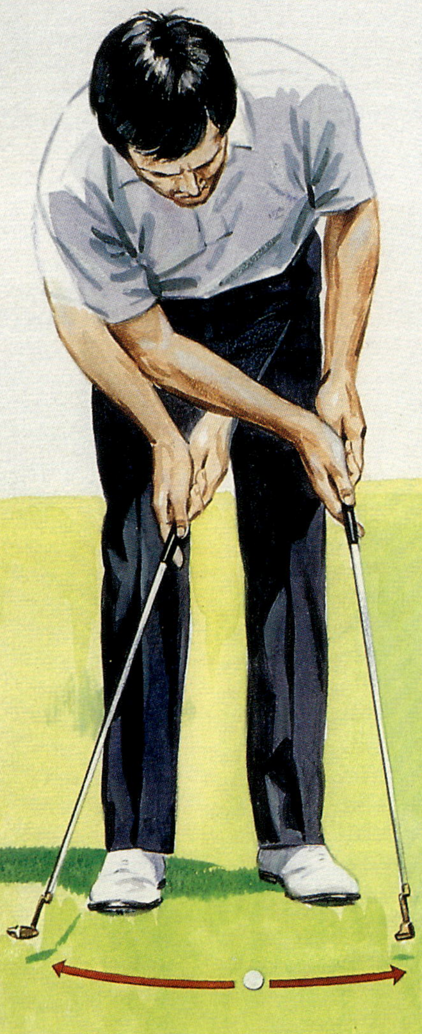

Je ne fais pas partie des joueurs qui disent que le mouvement de putting doit être un simple **PENDULE,** en avant et en arrière sur la même ligne.

La tête du putter doit certes commencer son trajet sur un plan droit, mais venir ensuite très légèrement à **L'INTÉRIEUR** de la ligne, d'une façon **NATURELLE.** En effet, si je force la tête du putter à rester en ligne droite, cela crée une tension dans mes **MAINS** et mes **BRAS.**

Par conséquent pour obtenir un putting naturel et un coup d'une grande **PURETÉ,** laissez venir la tête du putter, comme il se doit, un peu à l'intérieur.

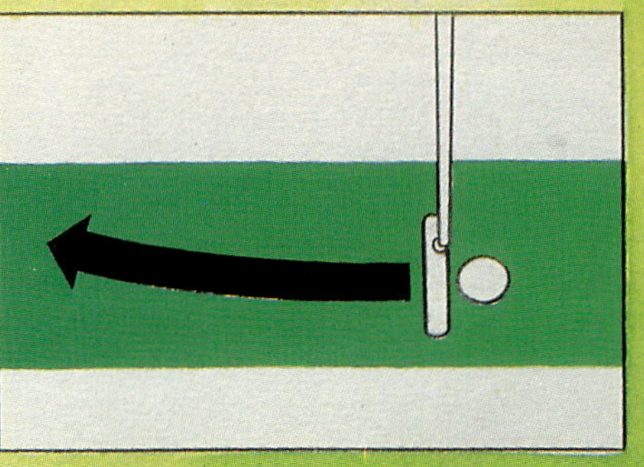

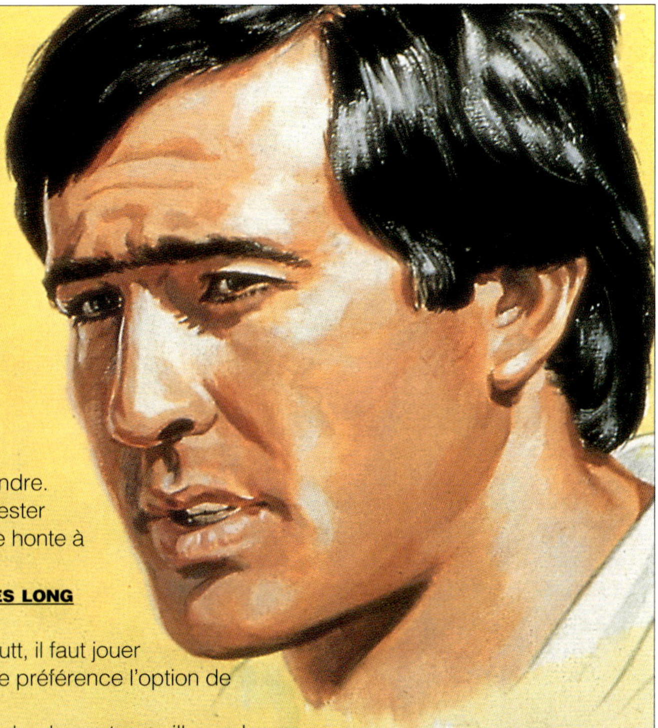

SUR LES TRES LONGS PUTTS

C'est tout un art de rester court

Je vais peut-être vous surprendre. Mais **OUI**, il faut parfois savoir rester court au putting. Il n'y a aucune honte à cela. Mais quand?

La situation est celle d'un **TRES LONG PUTT**.

Je considère que sur un tel putt, il faut jouer les **POURCENTAGES** et choisir de préférence l'option de **L'ERREUR DE SÉCURITÉ**.

Je m'explique: sauf si je dois absolument enquiller un long putt pour gagner un tournoi, dans les autres cas je préfère souvent **RESTER COURT** du trou.

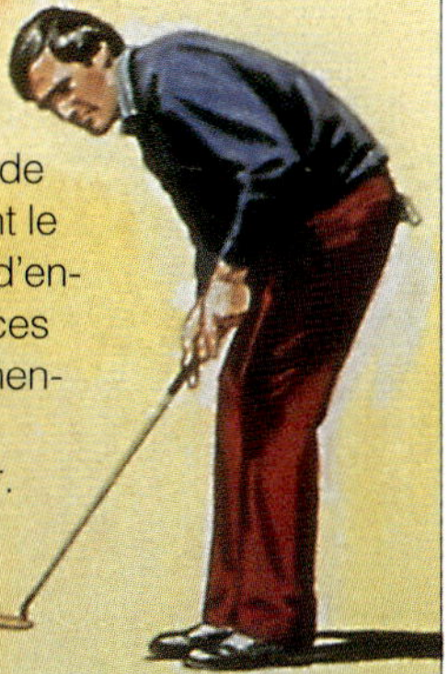

Ne prenez jamais "le mors aux dents" sur un long putt. Vous avez alors de grands risques d'embarquer comme l'on dit, et de **DÉPASSER** franchement le trou. Certes, si vous n'atteignez pas le trou vous n'aurez aucune chance d'entrer le putt. Mais de toutes façons, on ne les enquille jamais ou presque, ces très longs putts! En revanche le risque de dépasser franchement est immense. Or il faut savoir qu'enquiller un putt de 1,80m **AU RETOUR** reste beaucoup plus difficile que de faire un second putt **SUR LA LANCÉE** du premier. En conséquence, c'est rationnel: essayez de placer la balle dans un rayon de 50 cm **AVANT** le trou, pas d'enquiller du premier coup.

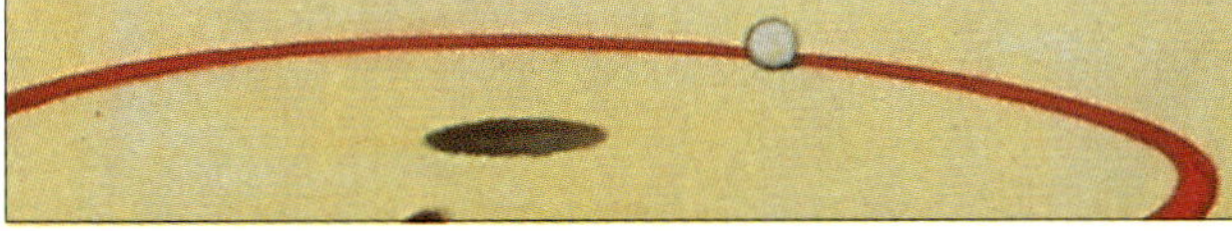

UN RAYON DE 50 CM

POUR UN SEUL PUTT

Il faut rester très stable

Au putting, la condition primordiale, **ABSOLUE,** de la réussite est d'avoir un corps **STABLE.**

Mais on commet tous des erreurs... J'aurais aimé suivre mon propre conseil et rester plus stable pour le putt du play off du **MASTERS** en 1987 contre **LARRY MIZE** et **GREG NORMAN!** Je me souviens qu'au moment où je tapais, j'ai instinctivement bougé la tête. Ce minuscule mouvement fut suffisant pour décaler mes **ÉPAULES.** La lame du putter s'est désaxée et la balle est partie un peu à gauche.

... C'est un souvenir **PÉNIBLE,** mais au moins je n'oublie plus aujourd'hui de rester stable à 100% jusqu'à la **FIN DU COUP**.

Comment reste-t-on stable? Votre **CORPS** ne bougera plus si vous l'avez fermement ancré dans la stabilité à **L'ADRESSE.** A l'inverse je vous garantis qu'il est **IMPOSSIBLE** de putter avec régularité si on a le corps qui **BOUGE** tant soit peu.

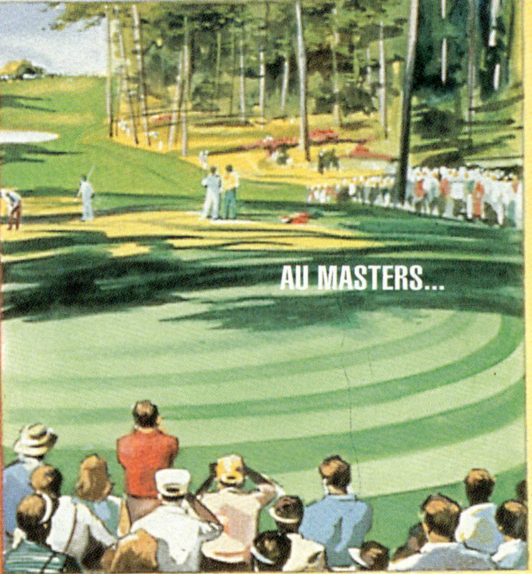

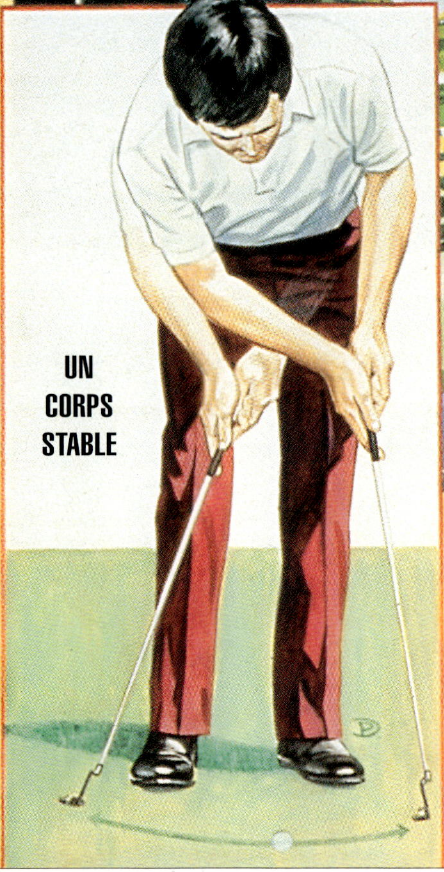

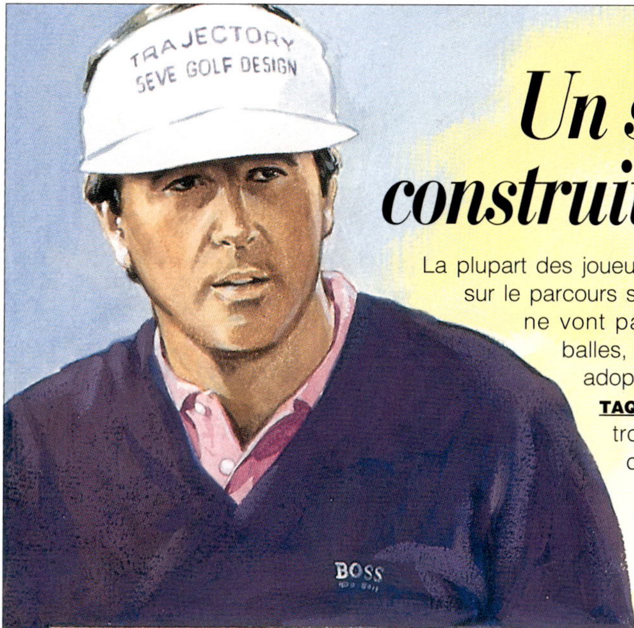
TRAJECTORY
SEVE GOLF DESIGN
BOSS

EN CONCLUSION

Un score, ça se construit lentement

La plupart des joueurs habituels de clubs se lancent sur le parcours sans s'être échauffés. En clair, ils ne vont pas au practice taper quelques balles, même dans un filet. Pourtant ils adoptent d'emblée une stratégie **D'ATTAQUE** à tous prix dès les premiers trous. Résultat: ils perdent beaucoup de points au début.

Adoptez une approche plus **RÉALISTE** du golf, et du score, surtout au début du parcours. Sur les trous difficiles, choisissez toujours la **SÉCURITÉ**, -quitte à perdre ici et là un point. Bientôt sur le parcours vous trouverez l'occasion de regagner ces coups... et d'autres. Soyez **PATIENTS.** Un score, cela se **CONSTRUIT** par étapes et lentement.

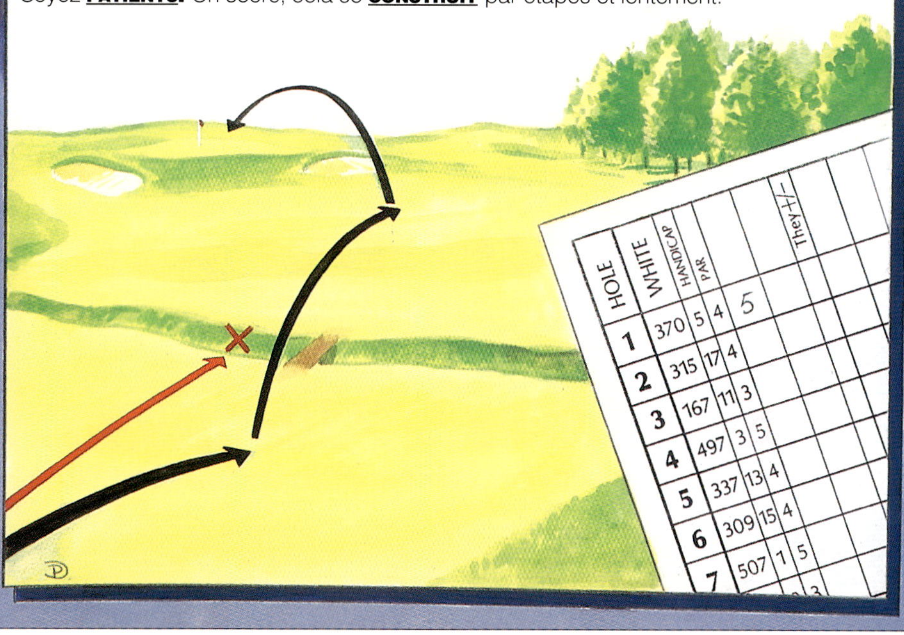
HOLE
WHITE
HANDICAP
PAR
They +/−
1 370 5 4 5
2 315 17 4
3 167 11 3
4 497 3 5
5 337 13 4
6 309 15 4
7 507 1 5

20 ans de domination mondiale

LE PALMARÈS COMPLET DE SEVERIANO BALLESTEROS

1974

Victoires

Open d'Espagne des Moins de 25 ans
Open de Biscay

Performances

2è Championnat Professionnel de Santander
5è Open d'Italie
5è Trophée Ibergolf
2è Open de San Sebastian
17è Open Miguel Angel Gomara
17è Open El Paraiso
20è Open d'Espagne
21è Championnat de Catalogne

Divers

9è Classement Général espagnol
13è Classement Général continental
118è Classement Général britannique

1975

Victoires

Open d'Espagne des Moins de 25 ans

Performances

2è Open El Maresme
3è Open Magdalena
3è Open Miguel Angel Gomara
3è Trophée Lancôme
6è Open de Portugal
6è Open d'Espagne
7è Open de San Sebastian
8è Open de Madrid
8è Championnat Professionnel Espagnol
8è d'Open de Suisse
9è Coupe de Monde
12è Open d'Italie
18è Double Diamond
21è Coupe de Monde (classt. individuel)
26è Open de France
26è Scandinavian Enterprises Open
33è Dunlop Masters
36è Benson and Hedges International Open
41è Open d'Allemagne

Divers

1er du Classement Général espagnol
1er du Classement Général continental
26è du Classement Général britannique

1976

Victoires

Open des Pays-Bas
Trophée Lancôme
Coupe de Monde (en équipe avec M. Pinero)
Memorial Donald Swaelens
Championnat de Catalogne
Championnat de Tenerife

Performances

2è Open Britannique
3è Scandinavian Enterprises Open
3è Open d'Allemagne
3è Open de Suisse
4è Penfold PGA
4è Picadilly Match Play
5è Open du Portugal
5è Open d'Espagne des moins de 25 ans
5è Open d'Irlande
6è Open d'Espagne
6è Championnat Pro Espagnol
8è Open de France
9è Open Miguel Angel Gomara
12è Coupe de Monde des moins de 25 ans
15è Sumrie
18è Open du Japon
38è Picadilly Medal Play

Divers

Membre de l'équipe européenne Double Diamond
Membre de l'équipe continentale de la Hennessy Cup
Nouveau record de parcours (établi en 65 coups)
1er du Classement Général britannique
Vainqueur de Vardon Trophy
1er du Classement Général continental
1er du Classement Général American Express
1er du Classement Général espagnol
29è Class. Mondial établi par le magazine Golf World
19è Class. Mondial établi par le magazine Golf Digest
Médaille Sportive de Ministère Espagnol des Sports
Nommé Meilleur Sportif espagnol

1977

Victoires

Open de France
Tournoi Uniroyal International
Open de Suisse
Open du Japon
Dunlop Phoenix
Otago Classic
Braun International Golf
Coupe du Monde (en équipe avec A. Garrido)

Performances

3è Open d'Espagne
3è Scandinavian Enterprises Open
5ème Open d'Italie
6ème Open d'Irlande
8ème Benson and Hedges International Open
9è aux World Series
15è Open Britannique,
27è Callers of Newcastle
31è Skol Lager
33è Masters
37è Open de Madrid
Demi-finaliste Castellon Match Play

1978

Victoires

Martini International
Open d'Allemagne
Scandinavian Enterprises Open
Open du Kenya
Greater Greensborough Open
Open du Japon
Open de Suisse
Championnat d'Espagne des - de 25 ans

Performances

2è Open de France
2è Trophée Laurent Perrier
2è Open d'Irlande
3è Open de Madrid
4è Benson and Hedges International Open
5è Colgate WMP Championship
7è Sun Alliance Match Play Championship
17è Open Britannique
18ème Masters
36è Colgate PGA Championship

Divers

1er du Classement Général Européen
Membre de l'équipe Européenne pour la Hennessy Cognac Cup

1979

Victoires

Open Britannique
Lada English Golf Classic
Open El Prat

Performances

2è Scandinavian Enterprises Open
3è Open de France
4è Suntory WMP
5è Open d'Italie
6è Open d'Europe
7è Martini International
9è Open de Madrid
10è Colgate PGA Championship
12è Masters
16è Open d'Allemagne
17è Open d'Irlande
25è Dunlop Masters
57è Benson and Hedges International Open

Divers

2è du Classement Général européen
Membre de l'équipe de Ryder Cup

1980

Victoires

Open de Madrid
Martini International
Open des Pays-Bas
Masters

Performances

2è Bob Hope British Classic
2è Open d'Espagne
3è Scandinavian Enterprises Open
3è TPC
4è Open d'Irlande
4è Trophée Johnnie Walker
5è Suntory WMP
7è Haig Whiskey TPC
8è Open d'Allemagne
15è Jackie Gleason Inverrary
18è Mony Tournament of Champions
20è Open Britannique
33è Sun Alliance PGA Championship

Divers

3è du Classement Général européen
Membre de l'équipe Européenne de la Hennessy Cognac Cup

1981

Victoires

Australian PGA Championship
Dunlop Phoenix
Scandinavian Enterprises Open
Benson and Hedges Spanish Open
Mondial de Match Play Suntory

Performances

25è Sea Pines Heritage Classic
33è PGA Championship
41è de l'US Open
45è Greater Greensboro Open
50è Doral Eastern Open

1982

Victoires

Cepsa Madrid Open
Open de France Paco Rabanne
Suntory WMP Championship
San Remo Masters

Performances

2è Trophée Lancôme
2è Kemper Open
3è Scandinavian Enterprises Open
3è Masters
4è Car Care Plan International
6è TPC
9è Bob Hope British Classic
12è Open d'Espagne
13è PGA Championship
13è Open Britannique
37è Open d'Europe
50è Memorial Tournament
65è Bay Hill Classic
10è Doral Eastern Open
11è Honda Inverrary Classic

1983

Victoires

Sun Alliance PGA Championship
Open d'Irlande
Trophée Lancôme
Masters
Westchester Classic
Sun City Challenge

Performances

2è Panasonic European Open
2è Open d'Allemagne
3è Open d'Italie
3è Mondial de Match Play Suntory
3è Cepsa Madrid Open
4è Open de France
4è de l'Open de Suisse
4è de l'US Open
5è Bay Hill Classic
6è Open Britannique
7è Open d'Espagne
12è Scandinavian Enterprises Open
19è Car Care Plan International
24è Honda Inverrary Classic
27è PGA Championship
34è Benson and Hedges International Open
35è Dunlop Phoenix
35è TPC

Divers

Membre de l'équipe de Ryder Cup

1984

Victoires

Open Britannique
Mondial de Match Play Suntory
Sun City Challenge

Performances

2è Trophée Lancôme
2è Panasonic European Open
3è Mony Tournament of Champions
3è Open d'Irlande
3è TPC
4è Open d'Espagne
5è PGA Championship
11è Sanyo Open
17è Westchester Classic
24è Bay Hill Classic
25è Lawrence Batley International
28è de l'US Open

Divers

1er de la liste mondiale des gains officiels avec 688 047$

1985

Victoires

USF and G Classic
Open d'Irlande
Peugeot Open de France
Sanyo Open
Benson and Hedges Spanish Open
Mondial de Match Play Suntory
Membre de l'équipe victorieuse de Ryder Cup

Performances

2è Masters
3è Western Open
3è Dunhill British Masters
4è Whyte and Mackay PGA Championship
5è de l'US Open
5è Open d'Italie
6è Trophée Lancôme

7è Panasonic European Open
8è de la Dunhill Cup (équipe espagnole)
20è Honda Classic
32è PGA Championship
39è Open Britannique
48è Hertz Bay Hill Classic

Divers

Membre de l'équipe de Ryder Cup

1986

Victoires

Dunhill British Masters
Carroll's Irish Open
Open de Monte Carlo Johnnie Walker
Peugeot Open de France
KLM Open de Hollande
Trophée Lancôme (partagé avec B. Langer)

Performances

2è Suze Open
2è Open de Madrid
3è Open d'Espagne
4è Masters
4è Open d'Italie
4è Sanyo Open
4è European Open
6è Open Britannique
8è Florida Cup Classic
10è Open d'Allemagne
24è de l'US Open

Divers

1er de l'Ordre de Mérite Epson

1987

Victoires

Suze Open
APG Larios
Championnat Pro espagnol
Membre de l'équipe victorieuse de Ryder Cup

Performances

2è Doral
2è Masters
2è Westchester Classic
2è Whyte and Mackay PGA Championship
2è Open d'Espagne
3è de l'US Open
3è Cepsa Madrid Open
3è German Masters
3è de l'Epson Grand Prix
3è Mondial de Match Play Suntory
4è Johnnie Walker Monte Carlo Open
6è Bell's Scottish Open
9è Los Angeles Open
9è KLM Dutch Open
10è PGA Championship
16è Panasonic European Open
17è Trophée Lancôme
22è Open d'Allemagne
23è Andy Williams Open
50è Open Britannique

Divers

Membre de l'équipe de Ryder Cup

1988

Victoires

Larios APG
Open des Baléares
Westchester Classic
Open Britannique
Scandinavian Enterprises Open
Open d'Allemagne
Trophée Lancôme
Visa Taiheiyo Club Masters

Performances

2è Volvo PGA
2è Volvo Masters
2è Ebel Swiss Open/European Masters
3è Mondial de Match Play Suntory
4è Cepsa Madrid Open
4è Dunlop Phoenix
6è German Masters
11è Masters
14è Open de France
17è Open d'Espagne
18è Open de San Diego

Divers

1er Sony Ranking (classt. mondial)

1989

Victoires

Cepsa Madrid Open
Grand Prix d'Europe Epson
Ebel Swiss Open/European Masters

Performances

9è Open d'Espagne
54è Open de Majorque
7è Lancia Italian
4è Volvo PGA
5è Masters
43è de l'US Open
2ème Larios Spanish PGA

Divers

Membre de l'équipe de Ryder Cup

1990

Victoires

Open des Baléares

Performances

14è de l'American Express Mediterranean Open
3è Emirates Airline Desert Classic
6è Peugeot Open d'Espagne
41è Benson and Hedges International Open
5è Lancia Martini Italian Open
7è Torras Monte Carlo Open
4è NM English Open
21è Ebel Swiss Open/European Masters
7è Trophée Lancôme
7è Grand Prix d'Europe Epson
28è Mercedes German Masters
2è Trophée Codorniu
3è Indep. Insur. Agent Open
7è Masters
60è Central Western Open
33è de l'US Open

Divers

Le Conseil Supérieur Espagnol des sports lui remet la Médaille d'Or de Mérite Sportif

1991

Victoires

Volvo PGA Championship
Dunhill British Masters
Mondial de Match Play Toyota
Chunichi Crowns

Performances

33è Open des Baléares
2è Open d'Espagne
10è Open de Monte Carlo
8è Open d'Ecosse
9è Open Britannique
2è Scandinavian Masters
3è English Open
3è GA European Masters
2è Trophée Lancôme
20è German Masters
4è Volvo Masters
6è de la Coupe du Monde
4è International Trophy
22è Masters
6è Buick Classic
3è Dunlop Open

Divers

1er du Classement Général (Volvo) européen
1er du Classement Général espagnol
Nommé meilleur profes. de golf par l'Ass. de la Pres-

se Sportive espagnole Membre de l'équipe de Ryder Cup

1992

Victoires

Dubaï Desert Classic

Open des Baléares

Coupe Centenaire d'Argentine (équipe gagnante)

Performances

44è Johnnie Walker Asian Classic
25è Open d'Andalousie
12è USF and G Classic
59è Masters
33è Chunich Crowns
34è Open d'Espagne
17è Dunhill Masters
23è de l'US Open
27è Open de Monte Carlo
42è Open d'Ecosse
30è de l'European Masters
3è Piaget Open
12è German Masters
4è Championnat Codorniu
28è Johnnie Walker World Championship

1993

Performances

3è Dubaï Desert Classic
34è Open du Maroc
11è Masters
37è Open d'Espagne
30è Open d'Italie
23è Open d'Irlande
50è Open d'Ecosse
27è Open Britannique
20è Open d'Allemagne
2è de l'European Masters
13è GA European Masters
21è German Masters
4è Open de Belgique

Divers

Membre de l'équipe de Ryder Cup

1994

Victoires

Benson and Hedges International Open

Performances

18è Open d'Andalousie
3è Tournoi Perrier de Paris
(double européen)
8è Open d'Espagne
6è Volvo PGA Championship
(AU 10 JUILLET 1994)

Résumé de ses autres performances

Classement Européen

Année	Position	Gains*
1974	118	2 195
1975	26	4 995
1976	1	39 504
1977	1	46 436
1978	1	54 348
1979	2	47 411
1980	3	52 090
1981	7	65 928
1982	10	74 617
1983	2	113 864
1984	5	142 577
1985	3	165 154
1986	1	259 275
1987	6	172 711
1988	1	502 000
1989	8	234 238
1990	18	167 674
1991	1	790 811
1992	28	248 977
1993	42	188 716

***En Livres Sterling**

Money List (USA)

Année	Position	Gains*
1976	-	-
1977	-	-
1978	-	-
1979	-	-
1980	-	-
1981	-	-
1982	-	-
1983	18	210 933
1984	52	132 660
1985	7	-
1986	-	-
1987	32	305 058
1988	67	165 202
1989	101	138 094
1990	144	84 584
1991	160	64 320
1992	186	39 206
1993	193	34 850

***En Dollars**

Classement mondial

1985	-
1986	-
1987	-
1988	**1**
1989	**3**
1990	**7**
1991	**4**
1992	**13**
1993	**22**

Membre de l'équipe de Ryder Cup en 1979, 83, 85, 87, 89, 91, 93 ● Vainqueur de Harry Vardon Trophy en 1976, 77, 78, 86, 88, 91 ● Elu meilleur professionnel de Tour Européen en 1986, 88, 91 ● A reçu le prix de l'Association des Ecrivains de Golf en 1979, 84 91 ● A remporté la Hennessy Cognac Cup en 1978, 79, 80 ● Vainqueur de la Coupe de Monde en 1975, 76, 77 ● A remporté la Dunhill Cup en 1985, 86, 88 ● Remporte la Ryle Memorial Medal en 1979, 84 88 ● Plus jeune joueur à avoir jamais remporté le Masters ● 2ème joueur nonaméricain de avoir gagné le Masters ● Classé 24è joueur mondial (6/06/94, Sony World Ranking) ● Classé 6è joueur européen (6/06/94, Volvo Order of Merit) ● A obtenu le Gold Tee Award en 1989 ● Elu "Personnalité de l'Année" par un Jury français en 1988 et 1989 ● Figure parmi les "100 Héros de Golf" déterminés par la revue américaine Golf Magazine ● A épousé Carmen Bottin le 25 novembre 1988. Deux enfants: Javier (né en 1990) et Miguel (né en 1992) ● Nommé Premio Principe des Asturias en avril 1989 ● Avec sa victoire en 1990 à l'Open des Baléares, il devient le 1er joueur de atteindre les 2 millions de LivresSterlings (uniquement en gains sur des tournois européens) ● Son palmarès international recense 68 victoires (au16/06/94) ■

TABLE DES MATIÈRES

Achevé d'imprimer sur les presses
de l'Imprimerie Moderne de l'Est - 25110 Baume-les-Dames
Dépôt légal : Août 1994 - N° impression : 9382